Dr Henri ROUSSEAU
DE L'UNIVERSITÉ DE PARIS

LE RÉGIME ALIMENTAIRE DES TUBERCULEUX

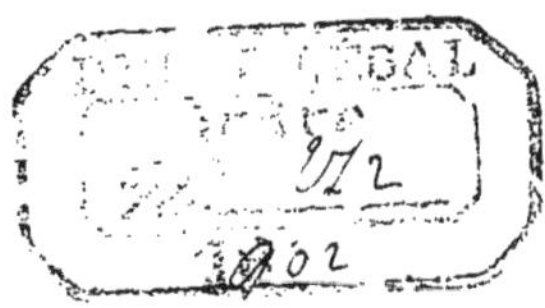

PARIS
Jules ROUSSET
36, Rue Serpente
—
1902

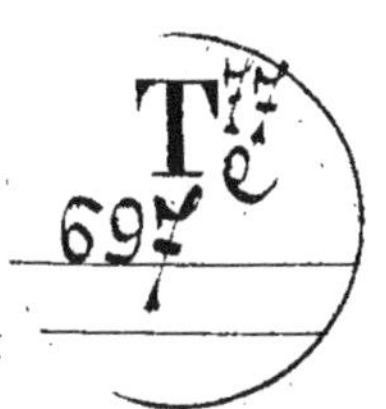

Dr Henri ROUSSEAU
DE L'UNIVERSITÉ DE PARIS

LE RÉGIME ALIMENTAIRE DES TUBERCULEUX

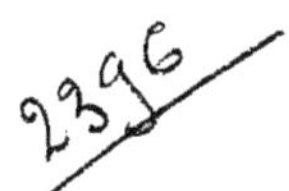

LIBRAIRIE MEDICALE ET SCIENTIFIQUE
JULES ROUSSET
PARIS. — 36, Rue Serpente. — PARIS
(EN FACE LA FACULTÉ DE MÉDECINE)

1902

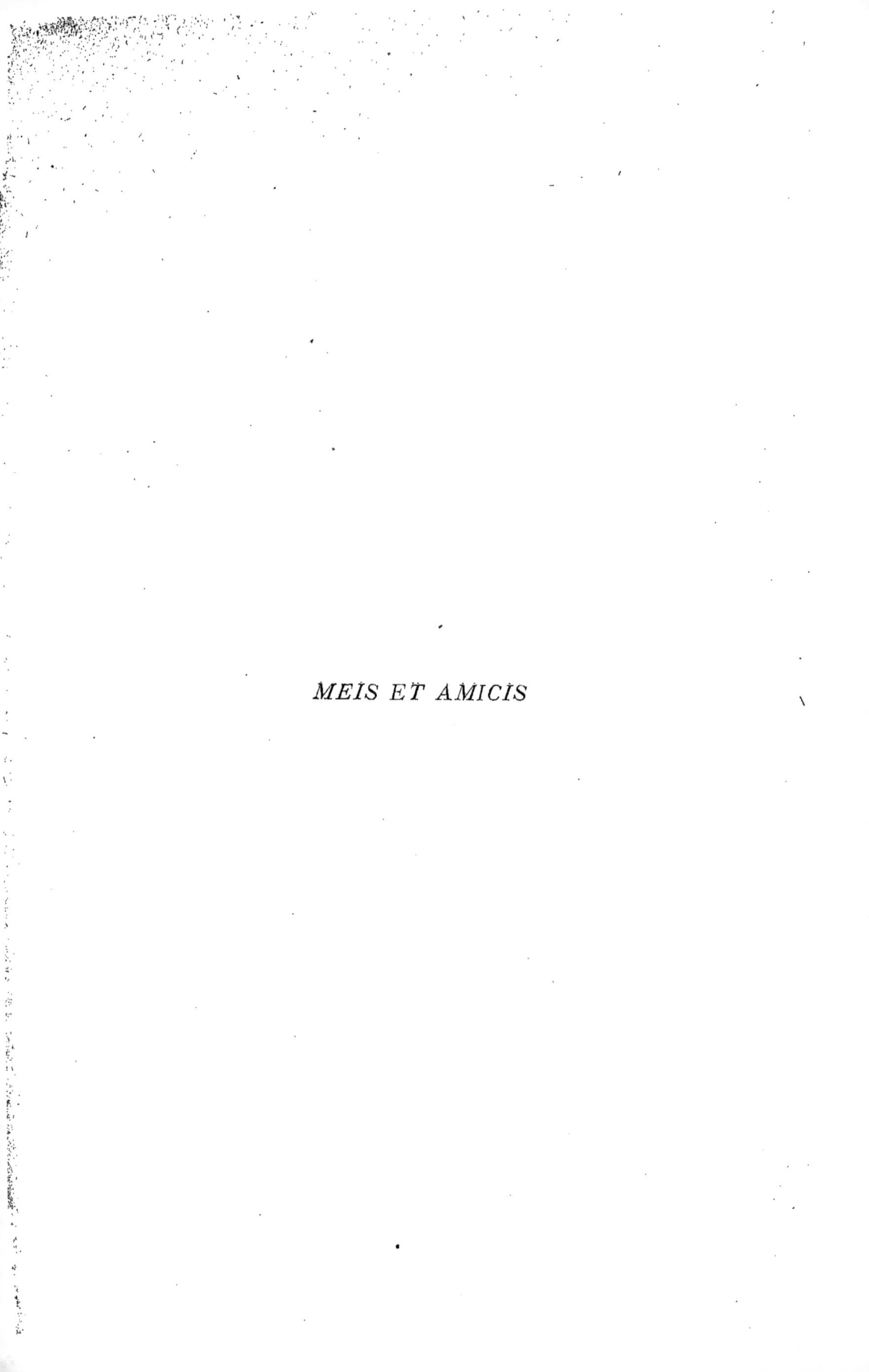

MEIS ET AMICIS

A MES PROFESSEURS

DE LA FACULTÉ DE MÉDECINE

A MES MAITRES DANS LES HOPITAUX

CHAPITRE PREMIER

Il ne semble pas que les découvertes de Villemin et Koch aient été le point de départ d'une rénovation dans le traitement de la tuberculose pulmonaire. C'est en vain que de nombreux agents bacillicides ont été tour à tour proposés et rejetés : malgré les nombreux médicaments prônés par leurs auteurs, comme spécifiques, nous n'avons presque pas de prise sur le bacille tuberculeux lui-même, nous ne possédons pas encore le médicament réellement spécifique de la tuberculose humaine. Tant il est vrai que les expériences de laboratoire ne sauraient fournir que des indications relatives sur la valeur des antiseptiques et que tel médicament qui fait merveille *in vitro*, ne réalise nullement en clinique les résultats qu'il faisait prévoir.

Il eût été surprenant qu'à la suite des découvertes de la bactériologie et de l'expérimentation, on n'ait cherché à réaliser la sérothérapie de la tuberculose.

Les succès si remarquables, obtenus déjà dans le tétanos, devaient inciter les chercheurs à marcher dans cette voie.

Le 4 août 1890, Koch annonçait, au congrès international de Berlin, qu'il possédait une substance capable de rendre des cobayes réfractaires à l'inoculation de la tuberculose et d'enrayer l'évolution de la maladie chez les animaux rendus expérimentalement tuberculeux. Cette substance désignée plus tard sous le nom de tuberculine de Koch, est un extrait glycériné de cultures de bacilles de la tuberculose. Les expériences entreprises à la suite de la communication de Koch ont montré que la tuberculine n'avait pas la valeur que lui attribuait Koch. Ses succès n'ont pas répondu à l'attente qu'avait fondée sur elle son auteur. Cependant on peut dire avec Manquat que si la méthode de Koch n'a pas paru avoir enrichi directement la thérapeutique, au point de vue de la curation de la tuberculose, elle n'en constitue pas moins un progrès incontestable dans l'étude générale de l'évolution et du traitement des maladies infectieuses et le professeur Landouzy a pu dire récemment, avec raison, que la découverte de Koch mérite d'être considérée comme une des inventions les plus puissantes de la médecine moderne.

A l'heure actuelle, la question de la sérothérapie de la tuberculose est encore à l'étude, et l'on ne peut prévoir à l'avance quels en seront les résultats.

Toutefois, il ne faudrait pas conclure de ces faits que nous soyons complètement désarmés contre la tuberculose, et puisque nous ne possédons ni médicament ni sérum à lui opposer, nous devions nous avouer vaincus. Au contraire, nous avons dans le traitement hygiénique, l'élément de combat le plus puissant contre la phtisie pulmonaire ; et c'est parce que son action est réelle, alors que dans les autres médications, le résultat n'en apparaît pas aussi clairement, que tous les auteurs s'accordent à reconnaître la valeur de la cure diététo-hygiénique.

« Après des travaux sans nombre, a dit Peter, la « médecine moderne, d'accord avec le bon sens, en « arrive à conclure que la meilleure médication des « tuberculeux est l'hygiène — l'hygiène qui empêche le « tuberculisable de devenir tuberculeux et le tuber- « culeux de devenir plus tuberculisable. »

On sait que depuis Brehmer, la cure diététo-hygiénique du tuberculeux comprend trois indications fondamentales :

Mettre le malade au repos ;

Lui faire respirer un air pur ;

L'alimenter et le suralimenter.

Telles sont les trois indications fondamentales du régime hygiénique tel qu'on le pratique dans les sanatoria.

Cure d'air, cure de repos, cure d'alimentation, ces trois termes constituent ce que l'on a appelé la triade thérapeutique de Brehmer. C'est à Brehmer, en effet, que revient le mérite d'en avoir donné une description claire. « Avant lui, les médecins apportaient autant de « soucis et de détails à ordonnancer et à formuler les « remèdes empruntés à la pharmacie chimique, qu'ils « mettaient d'inconscience et d'indifférence à se servir « des agents physiques et naturels, à recourir aux res- « sources diététiques, encore moins aux moyens hygié- « niques.

« Il n'est que juste de caractériser l'œuvre de Breh-
« mer en disant qu'elle a su réaliser, en matière de re-
« cettes contre la tuberculose, la posologie des éléments
« curateurs qui sont le repos, l'air, l'alimentation, sans
« lesquels les agents médicamenteux restent impuis-
« sants. En cela Brehmer se souvenait qu'Hippocrate
« ordonnait comme remèdes aux phtisiques l'exercice
« modéré et le régime approprié. » (Professeur Landouzy, Congrès de Berlin, 1899.)

En France, quelques esprits éclairés avaient reconnu les avantages du repos, du régime et de l'air pur.
« Peter enseignait depuis plus de trente ans que le
« tuberculeux devait vivre en plein air nuit et jour,
« et il avait trouvé dans le docteur Bennett de Men-
« ton un collaborateur d'une haute intelligence et
« d'un rare mérite, qui imposait à tous les tuberculeux
« l'aération continue et même avant Kneipp — la pra-
« tique de l'hydrothérapie. »

De ces trois indications fondamentales de la triade thérapeutique de Brehmer, nous nous proposons plus particulièrement d'étudier la cure alimentaire. Pour mieux en comprendre les indications, nous commencerons par déterminer les pertes auxquelles l'alimentation peut se proposer de porter remède. Nous verrons donc quelles sont ces pertes. Puis, ceci fait, nous étuderions les aliments au point de vue de leur valeur nutritive et de leur digestibilité; nous montrerons quelle place ils doivent tenir dans le régime alimentaire. Nous examinerons en dernier lieu s'ils remplissent bien toutes les indications que nous avons tirées de la connaissance des pertes de l'organisme, et dans le cas contraire, à quelles adjuvances thérapeutiques il convient d'avoir recours.

Si nous n'étudions que le régime alimentaire, ce n'est pas que nous lui reconnaissions un rôle plus grand, dans la guérison ou l'amélioration de nos malades, c'est uniquement pour limiter notre sujet.

Les trois facteurs de la cure diététo-hygiénique sont en effet intimement unis entre eux. Le traitement hygiénique forme un bloc dont on ne peut appliquer les éléments isolément, et pour être couronné de succès demande à être rigoureux. D'ailleurs, on ne saurait dire quelle part revient, dans les résultats si heureux des sanatoria, à chaque élément de la cure, ni par conséquent puiser quelque enseignement sur la valeur thérapeutique de chaque élément isolé.

De tout temps, on avait reconnu les funestes effets de l'air confiné et son influence sur le développement de la phtisie. Les anciens, Pline, Arétée, recommandaient les voyages, et dès 1752, Raulin conseillait à ses malades tuberculeux de vivre dans une chambre dont les fenêtres devaient rester ouvertes. Mais si l'on envoyait les tuberculeux dans le Midi et les pays d'outre-mer, pour les soustraire pendant l'hiver au froid et à l'humidité, on les laissait se calfeutrer soigneusement dans leurs appartements et se mesurer avec parcimonie cet air qu'ils auraient dû respirer. Aussi Peter pouvait-il dire avec raison : « Je ne sais rien de plus hideusement fétide que « la chambre à coucher du phtisique. C'est un endroit clos « où il est interdit à l'air d'entrer comme à l'espérance.

« Bourrelets aux portes, bourrelets aux fenêtres, épais « rideaux enveloppant le lit où le malheureux phtisi- « que mijote à l'étuvée dans sa moiteur et son air vingt « fois respiré, vingt fois souillé par le contact de ses « poumons altérés. » Respirer un air pur, c'est pour le tuberculeux respirer la vie.

Toutefois, le régime de l'air doit être progressivement gradué, approprié à la tolérance des malades. Dettweiller reconnaît que l'accoutumance et l'endurcissement sont des conditions indispensables qui ne s'obtiennent qu'au prix de réelles difficultés, selon les conditions qui président au début du traitement rationnel. On tâtera la susceptibilité du malade et c'est progressivement qu'on l'amènera à l'aération continue de jour et de nuit.

Quelle vertu possède l'air pur, nous le savons tous pour en avoir vu les effets. Que de malades, quittant anémiés leurs occupations, retrouvent dans le calme des champs, leurs forces et semblent nous faire assister à de véritables résurrections. Ce n'est sans doute pas dans une composition chimique différente de cet air qu'il faut chercher son efficacité, peut-être dans sa plus grande pureté, car nous savons combien sont fréquentes les infections mixtes chez les tuberculeux.

La vraie raison de cette efficacité de l'air pur trouve son explication dans ce fait que la cure d'air doit être faite au repos non seulement physique mais intellectuel : la cure de repos est le complément indispensable de la cure d'air.

Si l'on veut bien examiner le rôle physiologique du

repos, on se rendra facilement compte de son importance dans le régime hygiénique du tuberculeux. Tout d'abord, le repos de l'organe nous apparaît comme une loi générale de thérapeutique. Un organe lésé a besoin de repos. Et ce repos est d'autant plus nécessaire lorsque l'organe malade est le poumon.

La cure de repos est donc le complément indispensable de la cure d'air et d'alimentation. Il ne suffit pas d'alimenter le malade, car ainsi on ne vient au secours, dans le déficit organique, qu'à une cause de la faillite ; on ne doit pas chercher qu'à augmenter les recettes par l'alimentation : il faut réduire les dépenses. Renversant les termes, nous dirons qu'il faut réduire les dépenses d'abord, puis augmenter les recettes. Il semble en effet que les éléments réparateurs apportés par l'alimentation ne puissent être fixés que par l'organisme au repos et qu'au lieu d'acquérir, l'organisme suralimenté qui continue de travailler, de se fatiguer, de se surmener, dépense seulement un peu plus ou augmente le mouvement de désassimilation sans augmenter sensiblement le mouvement d'assimilation. Et ce qui prouve la justesse de ces considérations, c'est que ceux-là qui depuis longtemps cherchaient à augmenter les recettes chez les tuberculeux sans souci de diminuer les dépenses se sont aperçus qu'ils s'acharnaient à une œuvre irréalisable.

Il est une autre raison qui milite en faveur du repos chez les tuberculeux. L'organisme qui travaille produit des toxines en quantité d'autant plus grande que l'effort est plus prolongé. Ces produits toxiques encombrent

l'organisme et viennent se surajouter à l'infection tuberculeuse. « Et ce malade qui est déjà infecté quotidien-
« nement par les poisons de sa fièvre, par les produits de
« résorption des tissus pulmonaires, au lieu d'avoir à
« effectuer le travail d'une seule élimination, son or-
« ganisme, doit fournir à deux. »

De plus, comme l'ont montré les recherches de Daremberg et de Chuquet, les tuberculeux sont des déséquilibrés de la température ; le moindre effort provoque chez eux une ascension thermique. Le repos aura donc une action contraire à la fatigue, il régularisera la température, calmera la fièvre, en réduisant à leur minimum les échanges organiques et en facilitant l'élimination des déchets de la nutrition.

Ainsi se justifie cette maxime thérapeutique formulée par Dettweiller que la cure d'alimentation doit se faire au repos et à l'air pur.

Si nous nous sommes quelque peu arrêté à parler de la cure d'air et de repos, c'est pour bien établir que les trois facteurs de la cure diététo-hygiénique du tuberculeux sont intimement unis entre eux. Il est facile de comprendre que le rôle réservé à l'alimentation sera très grand et digne d'attirer et retenir l'attention des médecins en ses moindres détails. Bien alimenter le malade ne va pas signifier le gorger de nourriture à tort et à travers. Mais au contraire chercher à obtenir le maximum d'effet en limitant au minimum la fatigue des voies digestives.

C'est à l'alimentation que le malade va demander de fournir aux pertes journalières de son organisme, et non seulement d'équilibrer ses recettes et ses dépenses mais encore de « constituer et entretenir dans l'économie, une « provision de principes alimentaires où les cellules pui- « sent ce qui leur convient. »

Pour être véritablement rationnelle, l'alimentation doit donc s'inspirer tout d'abord de la connaissance des pertes de l'organisme. C'est à cette étude que nous consacrerons notre prochain chapitre.

CHAPITRE II

« Le liquide urinaire est l'expression générale des actes accomplis dans l'économie tout entière. » (Ch. Robin.) L'excrétion urinaire est faite en totalité des déchets de la nutrition, elle exprime donc, si nous savons l'interpréter, la valeur de la nutrition dans son ensemble.

Les éléments contenus dans l'urine sont les uns minéraux, les autres organiques et parmi ces derniers, les plus importants sont azotés.

Les éléments minéraux sont représentés par :

Des chlorures,

Des sulfates,

Des phosphates,

Des carbonates et des bicarbonates d'alcalis et de terres alcalines. Que deviennent ces éléments minéraux dans la tuberculose ?

Pour ce qui est des chlorures, Stokvis, Gautrelet ont montré que les tuberculeux en éliminent de grandes quantités par les urines au début de leur maladie. Les urines en renferment jusqu'à 17 à 18 grammes par jour, l'augmentation dans l'élimination cesse momentanément s'il se produit quelque complication inflammatoire.

L'excrétion des sulfates est peu modifiée. Stokvis a vu aussi que les urines des tuberculeux renferment un grand excès de chaux et de magnésie. Mais l'analyse de l'excrétion urinaire est surtout intéressante au point de vue des phosphates.

M. Teissier (1) a noté ce fait que les phtisiques éliminent une grande quantité d'acide phosphorique, principalement sous forme de phosphates alcalino-terreux. Pour lui cette modalité particulière de la nutrition caractérisée par cette élimination exagérée, serait l'une des causes principales de la polyurie des tuberculeux. Dans ces conditions, la quantité d'urine peut atteindre 5 litres et l'acide phosphorique varie de 5 à 10 grammes.

M. A. Robin (2) fait justement observer qu'il est difficile d'admettre que la polyurie soit la conséquence de la phosphaturie, mais il a vérifié l'exactitude des faits avancés par M. Teissier en ce qui concerne la simultanéité de la polyurie et de la phosphaturie.

D'où proviennent ces phosphates ? Pour M. Teissier, cette déperdition exagérée des sels phosphatés au début de la tuberculose semble liée à la déminéralisation du parenchyme pulmonaire, dont le tissu conjonctif contient une forte trame minérale formée de phosphates et de carbonates. William Marcet a démontré que pendant la nutrition normale du tissu pulmonaire, la potasse et les autres

(1) Teissier, *Thèse*, Paris, 1876.
(2) *Archives générales de médecine*, 1894.

bases minéralessont entraînéesau dehors de l'organisme par l'acide carbonique sous forme de carbonates, tandis que dans les poumons tuberculeux les bases sont entraînées sous forme de phosphates. Mais ainsi que le fait observer Stokvis (1), il est facile de concevoir combien minime doit être la part des phosphates provenant de cette source.

En réalité les phosphates de l'urine proviennent pour une part des phosphates des aliments et pour une autre part ils se forment aux dépens des combinaisons phosphorées de l'organisme : les lécithines et les nucléo-albumines. La quantité d'acide phosphorique, émis par les urines, peut donner une idée exacte des transactions organiques totales et mesurer pour ainsi dire à un instant donné les dépenses de l'économie (Jolly) (2).

Les nucléo-albumines, les nucléines sont oxydées dans les tissus et parmi les produits de désassimilation résultant de cette oxydation se trouve l'acide phosphorique lequel en présence des carbonates alcalins contenus dans les tissus fournit des phosphates.

Ces substances phosphorées existent uniquement dans les cellules et en particulier dans les globules blancs. Or nous connaissons le rôle de ces derniers dans la phagocytose.

Dès le début de l'infection par le bacille de Koch, le tuberculeux utilise contre lui les leucocytes polynucléaires, puis les mononucléaires.

(1) Stokvis, Congrès Amsterdam, 1879.
(2) Jolly, *Les phosphates*, leur rôle dans l'organisme, 1887.

Les recherches histologiques (1) entreprises pour élucider l'histogénèse du tubercule, montrent qu'au début les bacilles se trouvent à l'état libre dans les tissus. Le premier effet consiste dans l'apparition à leur pourtour d'un exsudat séro-fibrineux comme autour d'un corps étranger, suivie d'une migration plus ou moins énergique de leucocytes polynucléaires, plus abondante peut-être que dans cette dernière éventualité et ne tardant pas à disparaître sans avoir englobé les bacilles.

Puis une deuxième phase qu'on pourrait appeler spécifique, commence avec la réaction des tissus et semble plus spécialement soumise à l'action des toxines des bacilles. Enfin vient l'infiltration des leucocytes mononucléaires. La consommation de ces éléments sera d'autant plus active que le processus toxigène sera plus riche. La nécessité pour le tuberculeux de faire face à ces dépenses de leucocytes se manifeste par une activité particulière de la moelle des os (Josué).

Pour faire face à ces dépenses excessives en phosphore et en substance azotée, les cellules formatives de la moelle empruntent aux réserves osseuses leur phosphore; quant aux substances protéiques, elles ne peuvent les emprunter qu'aux aliments et à leur défaut aux réserves carnées de l'organisme, en particulier aux muscles.

Le professeur Grancher (1) fait donc justement observer que la déperdition de phosphates des urines donne la mesure de la destruction leucocytaire, c'est-à-dire l'importance des phénomènes de lutte qui se passent dans les

(1) Kostenitch et Wolkow, *Arch. de méd. expérimentale*, 1er nov. 1902.

foyers tuberculeux et en même temps elle donne la mesure de la production leucocytaire, c'est-à-dire des ressources de l'organisme. (1)

Les variations de la déminéralisation pourront donc, selon les circonstances, acquérir, aux yeux du médecin, une valeur favorable ou non.

Les phosphates diminuent-ils avec amélioration de l'état général, cela veut dire que les destructions cellulaires sont moins actives, que le processus tuberculeux s'éteint. Diminuent-ils avec amaigrissement et aggravation de l'état général, cela veut dire que l'organisme s'épuise et que les moyens de défense, les leucocytes s'épuisent. Aussi, voit-on à ce moment, une complication quelconque, comme l'a montré M. A. Robin (2), donner le dernier coup à l'édifice branlant du tuberculeux et précipiter la déchéance avec abaissement du chiffre des déchets urinaires.

De ce qui précède, nous concluons qu'il y a nécessité urgente à fournir au tuberculeux la quantité d'acide phosphorique dont il a besoin ; les phosphates osseux sont vite épuisés, et les tuberculeux ont besoin de grandes quantités de leucocytes parce qu'au niveau des lésions en formation, ils en détruisent beaucoup. Nous avons donc à examiner si les aliments introduits dans l'organisme, fournissent une quantité d'acide phosphorique suffisante.

(1) *Traité de méd.*, Brouardel et Gilbert, t. VII, p. 639.

(2) A. Robin, Nutrition chez les phtisiques, *Soc. méd. des Hôp.*, 1895.

Que deviennent les éléments organiques

Aux phases actives de la maladie, l'urine des tuberculeux renferme à côté du phosphore en excès, des produits de désassimilation, des nucléines : xanthine, hypoxanthine, acide urique, qui témoignent de la désassimilation particulière que nous avons précédemment expliquée. Il y a un excès d'urée.

Coïncidant avec une diminution de l'appétit et des aliments ingérés, ces modifications chimiques de l'urine sont l'indice d'une autophagie qui porte non pas seulement sur les dépôts de graisse des tissus, mais sur la chair musculaire elle-même. Et cette autophagie se manifeste d'une façon visible par la diminution des masses musculaires.

Mais il est facile de comprendre que si, au début de la maladie, il y a ainsi un excès de matériaux solides dans l'urine traduisant la résistance de l'organisme à l'infection, à la période ultime, la matière organique étant usée, il y a au contraire une diminution progressive des matériaux solides.

La quantité d'urée excrétée diminue graduellement avec les progrès de la maladie, la déchéance de plus en plus grande le fait suffisamment comprendre. Mais plus encore que le degré de la maladie, l'état du malade influe sur la production de l'urée, et suivant que cet état s'améliore, reste stationnaire ou diminue, l'urée augmente, reste stationnaire ou diminue (1).

Ainsi, l'analyse de l'excrétion urinaire du tubercu-

(1) Audiganne, *Thèse*, Paris. 1857.

leux nous indique qu'il y a nécessité à combler chez lui les pertes en azote et en acide phosphorique.

Nous allons donc étudier tout d'abord comment nous pouvons azoter le tuberculeux, puis nous examinerons si les aliments apportent une quantité d'acide phosphorique équivalente aux pertes que nous avons notées.

Mais tout d'abord nous dirons quelques mots des aliments simples et de la ration d'entretien chez l'homme normal.

CHAPITRE III

Des aliments. De la ration d'entretien

Les organes sont dans toutes leurs parties en état constant de renouvellement ; c'est une succession ininterrompue d'écroulements et de restitutions, d'usures et de réparations. D'une part, l'activité fonctionnelle des êtres vivants a pour condition nécessaire l'usure des tissus et celle-ci aboutit à la formation des déchets qui sont déversés au dehors ; d'autre part, ces pertes sont sans cesse réparées par l'apport de matériaux nouveaux, venus du dehors et adaptés à l'organisme par le travail de réparation, « On saisit donc, suivant l'expression de « Claude Bernard, commo un courant de matière qui « traverse incessamment l'organisme, et le renouvelle « dans sa substance en le maintenant dans sa forme. »

Ces substances nouvelles, introduites dans l'organisme et dont l'ensemble représente pour nous le double apport de matière et d'énergie nécessaire à la vie, sont les aliments.

Et avec Richet et Lapique, nous définirons les aliments en disant que ce sont des substances introduites dans l'organisme 1° pour subvenir aux dépenses en énergie ; 2° pour fournir des matériaux de croissance et de réparation.

Les substances sont fournies à l'homme sous forme de mélanges complexes, empruntés aux tissus des végétaux et des animaux. Ces mélanges qui représentent les aliments composés sont formés par l'association d'un nombre considérable de principes immédiats minéraux et organiques, mais dont quelques-uns seulement ont le caractère d'aliments. Ceux-là sont dits aliments simples. Comment classer les aliments ?

Richet (1) classe ainsi les aliments d'après leur constitution clinique :

1° Aliments ne contenant pas de carbone ou inorganiques : azote, sels, eau.

2° Aliments contenant du carbone ou organiques. Ce second groupe comprend une première subdivision :

α) Aliments organiques ne contenant pas d'azote.

β) Aliments organiques contenant de l'azote.

Le groupe α se subdivise lui-même en deux groupes. :

I. Aliments organiques non azotés dont l'hydrogène et l'oxygène sont dans le rapport (en volumes gazeux) de 2 à 1 ; ce sont les hydrates de carbone ;

II. Aliments organiques non azotés, contenant de l'hydrogène dans des proportions plus grandes (par rapport à l'oxygène) que dans les hydrates de carbones ; ce sont les aliments gras.

Bien que jamais ou presque jamais, nous n'absorbions

(1) *Dict. de physiologie*. Aliments. p. 300 t. I,

de principes simples, tels que de l'albumine pure, des hydrates de carbone purs, il est indispensable pour établir le bilan de la nutrition, d'étudier les besoins de l'organisme pour chacun de ces principes.

Albuminoïdes. — Parmi les matériaux organiques qui constituent les tissus des animaux les matières albuminoïdes représentent la masse la plus considérable. Elles forment la partie essentielle de tout protoplasma cellulaire. Le sang, la lymphe, le lait en contiennent des proportions considérables,

Selon Liebig, les albuminoïdes constituent seuls toute la charpente de la matière organisée. Les graisses, les hydrocarbones sont simplement incorporés à cet agrégat organisé qu'ils imbibent comme une éponge et auquel ils peuvent être soustraits sans qu'il en résulte aucune modification des formes. Par le fait de l'activité vitale et spécialement du travail musculaire, l'albumine de ce substratum morphologique se désorganise en fournissant ainsi l'énergie nécessaire à la production du travail et c'est cette perte en albumine organisée qui doit être couverte par les albuminoïdes de l'alimentation. Ces dernières sont pour Liebig l'aliment par excellence. plastique en même temps que dynamogène, c'est-à-dire apportant à la fois la matière qui répare et accroît les tissus et l'énergie qui est dépensée par le fonctionnement et l'usure de ces tissus. Quant aux graisses, et aux hydrates de carbone, leur rôle est plutôt secondaire. Ces substances sont brûlées par l'oxygène introduit dans le sang, elles représentent les aliments respiratoires ou thermogènes.

Cette théorie a été profondément modifiée mais le fait capital déjà établi par Magendie et si bien exposé par Liebig, à savoir l'importance spéciale de l'aliment azoté subsiste pleinement, bien qu'avec une signification différente. Les albuminoïdes restent l'aliment de premier ordre, le seul qui ne puisse être remplacé par aucun autre, tandis que les graisses et les hydrocarbones peuvent se suppléer réciproquement dans des limites très étendues. C'est aussi l'aliment azoté qui par l'importance et la variété de ses produits de désassimilation se trouve placé au premier rang de l'alimentation (Lambling).

Quelle est donc la composition centésimale des protéiques ? elle oscille entre les limites que voici :

C......	50,0 à 55,0
H......	6,5 à 7,5
Azote ..	15,0 à 19,0
S......	0,4 à 5,0
O.	19,0 à 24,0

Certaines protéiques contiennent en outre du phosphore (de 0,4 à 0,8 pour 100), du fer (de 0,33 à 0,50 pour 100) ; elles renferment toujours des matières minérales : acide phosphorique, chlore, calcium, magnésium, et sans doute aussi du fer, que l'on considérait jadis comme des impuretés mais que l'on tend de plus en plus à considérer comme faisant partie intégrante de la molécule elle-même (Gautier).

Hydrates de carbone. — Ils forment la partie la plus importante des aliments d'origine végétale. Ces substances répondent à la formule générale $C^4(H^2O)$, c'est-à-dire que à côté du carbone, ils renferment l'hydrogène et l'oxygène dans les proportions nécessaires pour la formation de l'eau.

Nous verrons leur rôle dans un chapitre ultérieur.

Graisses. — Les graisses sont essentiellement constituées par un mélange en proportion variable de trois éthers neutres de la glycérine : la tristéarine, la tripalmitine, la trioléine. Comme nous l'avons vu. Liebig avait classé les graisses dans les aliments respiratoires, ne leur assignant en réalité que cette fonction. Il est loin d'en être ainsi si les graisses renferment une énergie latente considérable qui est utilisée avec profit comme source de chaleur et plus encore comme source de travail, elles ont un rôle important quoique indirect. Elle jouent vis-à-vis de l'albumine le rôle d'aliments d'épargne.

Ration d'entretien. — Déterminer en quelle quantité ces substances sont nécessaires pour couvrir les besoins de croissance et de réparation de l'organisme, c'est fixer la ration alimentaire d'entretien c'est-à-dire la quantité et la proportion de substances des trois ordres (aliments azotés, hydrates de carbone, graisses), indispensables pour entretenir la vie et subvenir aux dépenses de l'organisme sans qu'il gagne ni perde de poids, ses éléments constitutifs demeurant entre eux dans un rapport physiologique avec une structure et une composition normale.

D'après Munck, la ration moyenne pour un adulte de poids moyen au repos est en

Albumine	100 gr.
Graisses.	50 gr.
Hydrates de carbone . .	450-500 gr.

pour un sujet accomplissant un travail modéré :

Albumine	100 gr.
Graisses.	56 gr.
Hydrates de carbone. .	500 gr.

M. A. Gautier prenant la moyenne des différents auteurs est arrivé à la formule suivante :

Albumine	100 gr.
Graisses.	45 gr.
Hydrates de carbone . .	375 gr.

M. le professeur Maurel, donne pour la ration d'entretien (en diminuant graduellement de la saison froide à la saison chaude) 1 gr. 50 de substances azotées par kilogramme de poids, 1 gr. de graisse par kilogramme de poids. Les aliments ternaires doivent être dans la proportion de 1 à 4.

En fait, l'alimentation des sujets en bonne santé indépendamment des différences dans la situation sociale, le régime adopté et les conditions diverses de l'existence, suffit largement à assurer à l'économie la quantité de matières azotées, de graisses et d'hydrates de carbone nécessaire à son entretien et Forters a fait judicieusement observer que sans savoir ni chimie ni physiologie, le genre humain a réussi à se maintenir et à se multiplier et qu'en conséquence il se nourrissait suffisamment.

Ainsi que nous l'avons vu, en les définissant, les aliments ont une double fonction : réparer l'usure de l'organisme et fournir à l'être vivant l'énergie indispensable à son fonctionnement.

La réparation de l'usure organique est surtout le fait de

l'albumine et dans cette fonction elle ne peut être suppléée par rien. Il est un minimum d'albumine nécessaire avec lequel on peut conserver l'individu en bon état de nutrition. Mais tous les groupes d'aliments sont par leur combustion intra-organique des producteurs d'énergie et on conçoit qu'ils puissent se substituer à ce point de vue les uns aux autres. Les trois catégories d'aliments simples représentent à poids égal des quantités d'énergie très différentes et que l'on peut exprimer par le nombre de calories fournies par la combustion totale de l'unité de poids de chacune d'elles. Les valeurs moyennes que voici sont adoptées de la majorité des physiologistes (1) :

Albumine	4,1	calories
Graisse	9,3	»
Hydrate de carbone. . .	4,1	»

La notion si féconde de l'isodynamie a été introduite en physiologie et expérimentalement démontrée par Rubner. En effet, si le besoin d'une certaine somme totale de calories existe pour l'organisme, indépendamment du besoin de substances chimiques déterminées, on peut prévoir théoriquement que cette quantité d'énergie pourra au moins, dans une certaine mesure, être empruntée indifféremment à l'une ou à l'autre catégorie, pourvu que l'énergie totale, formée par la ration, puisse couvrir la totalité des dépenses. De plus, la substitution d'un aliment simple à l'autre devra être possible dans le rapport des énergies calorifiques que représentent ces aliments. Les expériences faites par Rubner ont

(1) Lambling : *Traité de Pathol. générale*, T. III, P. 21,

fourni des résultats en accord remarquable avec la théorie, avec cette seule restriction que pratiquement il y a un minimum d'albumine qui ne peut être en aucune façon remplacé par les autres aliments (1).

Nous n'insisterons pas davantage sur la théorie de l'isodynamie des différents aliments. Mais on conçoit facilement de quelle utilité est cette connaissance de l'isodynamie dans la diététique et quel service peut rendre cette notion dans l'élaboration du régime alimentaire des tuberculeux, puisqu'il sera permis en cas d'intolérance gastrique de substituer l'une de ces substances à l'autre.

Nous connaissons la ration alimentaire d'entretien chez le sujet sain. Cette ration sera-t-elle suffisante pour le tuberculeux? Le bilan nutritif du terberculeux est celui d'un sujet soumis à des déperditions en azote et en calories plus grandes qu'à l'état normal, et dont les apports nutritifs en azote et en carbone sont inférieurs à la normale (2).

Le tuberculeux, pour rétablir son équilibre nutritif, a besoin d'une plus grande quantité de nourriture que s'il se trouvait à l'état sain dans les mêmes conditions d'état statique ou dynamique de son corps.

Il importe donc tout d'abord d'élever les apports nutritifs au taux des dépenses — ce qui constituera la ration d'entretien.

Mais, comme d'autre part, le tuberculeux est exposé

(1) Lambling, *Encyclopédie chimique* de Frémy. Les Echanges nutritifs, p. 443.

(1) *Traité de Méd.*, Brouardel et Gilbert, t. VII, Tuberculose.

du jour au lendemain à une nouvelle atteinte d'intoxciation tuberculeuse, qui augmentera ses dépenses, comme il doit faire un appel incessant à ses réserves albumineuses pour fabriquer des leucocytes chargés de détruire l'agent infectieux et de cicatriser les lésions une fois formées, la ration d'entretien doit se doubler d'une ration d'épargne ou de guérison dont les éléments constituent une véritable thérapeutique alimentaire.

CHAPITRE IV

Aliments azotés.

Nous savons que la diminution de l'appétit est un des signes fondamentaux du début de la tuberculose pulmonaire. Le tuberculeux se trouve donc, dans la grande majorité des cas, dans la situation d'un animal expérimentalement rationné en état d'inanition incomplète. Dans ce cas, l'animal prélève sur ses propres tissus l'énergie dont il a besoin et il se procure de la sorte un nombre de calories égal à celui que lui apportait sa ration d'entretien. Les réserves d'hydrate de carbone (glycogène) que possède l'organisme sont relativement peu importantes ; elles cessent très rapidement d'entrer en ligne de compte et c'est sur ses matériaux azotés et ses graisses que l'économie doit prélever ce qu'exigent ses dépenses d'entretien.

De même, chez le tuberculeux anorexique, il y a diminution de l'azote ingéré; l'organisme complète la ration insuffisante qui lui est fournie en s'adressant à ses réserves de graisse, puis secondairement à ses réserves d'albumine. La clinique nous donne une confirmation de ces faits chez le tuberculeux : il y a d'abord disparition du pannicule graisseux, puis les muscles diminuent de volume, traduisant ainsi d'une manière réelle les emprunts faits à leur substance pour subvenir aux besoins d'azote de l'organisme.

L'expérience nous montre que tout animal soumis à l'action des toxines tuberculeuses maigrit ; sous l'influence du bacille tuberculeux, qui, d'après Duclaux (1), secréterait un ferment analogue à la trypnie, le malade use sa propre substance. Ainsi d'une part alimentation insuffisante, d'autre part action des toxines.

Il en résulte qu'il y a nécessité pour le tuberculeux de demander une alimentation azotée, de fournir la quantité d'azote nécessaire à son organisme et de combler le déficit d'azote qui découle de son état d'inanition incomplète. Le rétablissement de l'alimentation carnée si celle-ci se fait bien, devra avoir pour effet de ramener le taux de l'équilibre azoté au chiffre normal d'un homme bien portant — ration ordinaire — et devra de plus combler le déficit d'azote ci-dessus signalé : ration supplémentaire.

Mais la solution du problème ainsi posé, n'apparaît pas aussi simple en pratique. Va-t-il suffire de donner une alimentation carnée très abondante, pour que aussitôt nous assistions à la réfection des masses albumineuses ? Si la réfection des graisses et des hydro-carbones s'opère très rapidement, sitôt qu'à l'inanition ou à l'alimenta-

(1) Duclaux, *Traité de microbiologie*, t. II , p. 661.

tion insuffisante succède une alimentation convenable, s'il suffit, le besoin d'albumine étant couvert, que la ration apporte un surplus de calories pour que l'engraissement se fasse, la réfection des masses musculaires est un phénomène plus compliqué.

Du fàit de son état d'inanition antérieur au régime alimentaire carné, l'organisme du tuberculeux retient avec énergie le moindre surplus d'albumine qui lui est fourni. Mais nous savons que l'apport d'un surplus azoté ne provoque de fixation d'albumine que pendant le court laps de temps dont l'organisme a besoin pour rétablir l'équilibre azoté et qu'une fois cet équilibre azoté rétabli, la désassimilation des matières azotées augmentant, l'équilibre des recettes et des dépenses d'azote se trouve rétabli, toute augmentation d'absorption d'albumine est suivie d'une augmentation de la transformation de celle-ci. Une quantité de viande, quelle qu'elle soit, ne peut déterminer à la longue une augmentation de l'albumine organisée.

Pour réaliser une augmentation de la chair, il faut faire intervenir un agent d'épargne de l'albumine, tel que la graisse ou les hydrates de carbone.

Sans insister ici sur les dangers d'une alimentation carnée exclusive, il ressort que cette alimentation ne peut suffire à elle seule à fixer de l'albumine, ce n'est que dans des cas exceptionnels que se produit exclusivement un emmagasinement d'albumine ; et von Noorden fait ressortir avec raison la disproportion considérable qui consiste, dans ce cas, entre la quantité d'albumine fixe et la masse énorme de graisse dont tout l'organisme a du s'encombrer dans le même temps. Ce n'est qu'un mauvais moyen de faire de la graisse.

C'est que l'engraissement azoté est essentiellement l'expression de ce que l'on peut appeler l'énergie de développement des cellules. Elle est fonction de l'activité cellulaire bien plus que de l'alimentation.

La réfection des masses des tissus n'est que l'expression de la puissance de régénération et de multiplication de ces cellules. Cette manière de voir est justifiée par l'expérience des éleveurs. L'opinion générale est que les animaux de boucherie peuvent être engraissés en ce qui concerne la graisse, non la viande. Le choix de la race et l'amélioration de celle-ci par des croisements heureux, sont dans l'obtention de la viande des facteurs bien plus importants et plus efficaces que l'alimentation. Qu'est-ce à dire, sinon que cette faculté de faire beaucoup de chair musculaire réside dans les qualités propres à la race et à l'individu, et en dernière analyse, dans l'énergie spécifique des éléments cellulaires (1) ?

Si donc les cellules du tuberculeux ont été ou sont encore profondément impressionnées par la toxine tuberculeuse, on se rend facilement compte que malgré une alimentation carnée rationnelle et abondante, le malade ne réalise nul gain d'azote et fait seulement des réserves de graisse.

Ainsi que le dit le professeur Grancher (2), la constatation de ce fait renferme un indice précieux pour le méde-

(1) C. Von Noorden, *Pathologie des stoffwechsels*, p. 120.
(2) Grancher, *Op. cit.*, p. 645.

cin, indice qui lui permet de juger de l'intensité et de la profondeur de l'infection tuberculeuse.

Ces considérations étant dites, nous allons étudier plus en détail les aliments azotés, et plus particulièrement la viande et les diverses préparations qui en dérivent.

La viande

La viande en général, qu'il s'agisse des animaux sauvages (gibier) ou domestiques,est constituée par la chair et les muscles des animaux comestibles. Le tissu musculaire possède chez tous les animaux une même structure histologique ainsi qu'une composition à peu près identique. Mais la viande dite de boucherie est plus complexe : elle comprend outre les fibres musculaires proprement dites et le tissu conjonctif qui les unit, du tissu graisseux, des os, des vaisseaux, des nerfs, des tendons, des aponévroses, de sorte que 100 parties d'une telle viande renferment en moyenne 8,4 parties d'os, 8,6 de graisses, 83 parties de tissu musculaire pur.

La viande contient en proportions spéciales, de l'eau, des matières albuminoïdes, des matières grasses, des hydro-carbones, des sels minéraux. Ce qui particularise la viande, c'est que les matières azotées y sont au maximum. La chair musculaire des animaux de boucherie renferme à peu près un cinquième de son poids de matières albuminoïdes constituées essentiellement par une globuline (myosine), un peu d'albumine, et des substances collagènes. Celles-ci ne représentent environ qu'un dixième de l'ensemble des substances protéiques, elles sont plus abondantes dans la chair des animaux jeunes, le veau par exemple.

La viande des oiseaux comparée à celle du bœuf paraît plus riche en substances albuminoïdes, celle des poissons en contiendrait légèrement moins, et la viande de gibier serait la plus riche en albumine.

D'après Kœnig, la composition de la viande maigre serait pour les différents animaux :

	Bœuf	Veau	Mouton	Porc	Poulet	Esturg.	Ang.
Eau	76,7	78,8	76,8	72,6	76,2	79,6	76,9
Albumine.	20,8	19,9	17,1	17,1	19,7	18,3	13,9
Graisse	1,5	0,8	5,8	6,8	1,4	0,5	5,0

La composition de la chair des animaux engraissés diffère beaucoup de celle indiquée dans le tableau ci-dessus.

	Bœuf		Mouton	Porc gras
	Demi-gras	*Gras*	*gras*	
Eau	72,3	55,4	47,9	47,4
Albumine.	20,9	17,2	14,8	14,5
Graisse	5,2	26,4	36,4	37,3

La chair musculaire contient en outre des substances extractives azotées : créatine-xanthine, hypoxanthine, qui renferment environ un dixième de l'azote total. Elles sont particulièrement abondantes dans la chair des oiseaux et du gibier.

Les substances hydrocarbonées : glycogène et sucre, sont en quantité très minime dans les différentes viandes.

Sels. — La viande renferme des sels dans les proportions pour 100 de :

Potasse	Soude	Chaux	Magn.	Ox. de Fer	Ac. Phos.	Chlore
0.5	0,6	0,01	0,03	0,006	0,25	0,07

Les substances minérales sont constituées pour les deux tiers par du phosphate potassique ; les phosphates de chaux et de magnésie viennent ensuite, le chlorure de sodium en troisième ligne. Une partie de l'acide phosphorique est combinée à l'acide sarceux et se trouve dans le muscle à l'état d'acide phospho-sarceux. La magnésie prédomine sur la chaux.

Valeur alimentaire des différentes viandes

Au point de vue de la valeur alimentaire des différentes viandes il faut tenir compte non seulement de leur richesse en principes azotés mais surtout de la facilité d'absorption de ces principes. MM. Lawes et Gilbert ont établi que de toutes les viandes, la plus économique est la viande de porc dont l'homme utilise les neuf dixièmes de graisse et les huit dixièmes d'albuminoïdes. Mais cette viande est très mal supportée par le tuberculeux; elle procure souvent au malade de l'intolérance, des nausées, parfois même des vomissements. Il faut d'ailleurs chercher la cause de cette indigestibilité dans la grande quantité de graisse que renferme cette viande. La graisse ne trouve dans l'estomac aucune action fermentative ou chimique capable d'en commencer la digestion; elle traverse l'estomac sans subir de modifications et ce n'est qu'au contact de la bile et du suc pancréatique qu'elle est émulsionnée, qu'elle peut être absorbée par la muqueuse intestinale, drainée par les chilifères et finalement assimilée. On conçoit que, chez le tuberculeux dont les voies digestives fonctionnent mal, la présence de la graisse aggrave les troubles dyspeptiques préexistants. La viande de porc ne peut donc entrer d'une manière régulière dans l'alimentation du tuberculeux.

N'était le goût des malades, on ne devrait pas en dire autant de la viande de cheval. Les analyses de Lehmann, de Schlosberger, Petersen, Moleschott (1), ont eu beau montrer que la viande de cheval est très nutritive, pouvant contenir jusqu'à 24 0/0 de substances albuminoïdes, elle n'est pas encore beaucoup consommée. La digestibilité est sensiblement égale à celle de la viande de bœuf. Malheureusement l'éducation de la classe aisée reste à faire à ce sujet, et à moins d'user de subterfuge, nous ne croyons pas, que chez les tuberculeux aisés, on puisse la donner sans faire naître un sentiment de répugnance que l'on doit leur éviter.

Nous ne faisons pas grand cas de la viande de veau, de cette chair fade contenant plus d'eau et de substances collagènes, et moins d'albumine et de graisse que la viande de bœuf, et à fibres musculaires coriaces pour peu que le veau soit âgé. Cette viande, de par sa constitution, serait facile à digérer si elle se prêtait à être mangée crue, tandis que l'apprêt culinaire rend la viande

(1) Arnould, *Nouveaux éléments d'hygiène.*

de veau peu digestible chez les tuberculeux dyspeptiques.

Exception toutefois peut être faite pour le ris de veau. Constitué par deux lobes blanchâtres, accolés au bas de la trachée, de digestibilité parfaite, le ris de veau a une valeur alimentaire notable ; il renferme pour 100 :

Eau	70	0/0
Matières albuminoïdes.	25	0/0
Graisse	0.25	0/0

Poissons. — Il n'y a pas lieu de faire pareille exclusion pour les poissons. Certes leur chair est plus aqueuse, et moins riche en substances albuminoïdes que la viande de boucherie, quoiqu'ils en renferment au moins 12 gr. et le plus souvent 14-16 gr. La quantité de graisse y est très variable.

Au point de vue de la digestibilité, il y a lieu de les diviser en deux classes : les poissons maigres tels que le brochet, la perche, la sole, peuvent être rangés dans les aliments les plus légers et particulièrement recommandables aux tuberculeux dyspeptiques. Les poissons gras tels que le hareng, le saumon, le maquereau sont au contraire très indigestes.

La meilleure manière de préparer le poisson est l'ébullition. On peut aussi le manger frit en laissant de côté la peau. L'addition de beurre diminue la digestibilité.

Parmi les mollusques, on peut citer les huîtres ; leur valeur alimentaire n'est pas insignifiante, une douzaine d'huîtres renferme 15 grammes de substances azotées et 1 gr. 5 de graisse. Elles sont d'ailleurs très facilement digestibles; sont très agréables au goût même pour les anorexiques et stimulent l'appétit au lieu de le calmer. Cette action est due sans doute à la haute teneur des huîtres en substances extractives (jusqu'à 6, 5 0/0 dans certaines huîtres).

Les reproches que nous adressions tout à l'heure à la viande de porc, ne doivent pas être adressés au jambon. Le jambon salé renferme d'après Cathelin et Lebrasseur :

Eau..............	62,6 0/0
Matières azotées...	22,3 0/0
Graisse...........	8,7
Sels minéraux.....	6,4

le jambon fumé :

Eau..............	65,3 0/0
Matières azotées...	28
Graisse...........	6,10
Sels minéraux.....	7,8

Le jambon constitue un mets très agréable qui doit avoir une place dans l'alimentation des tuberculeux par suite de sa teneur en matières azotées et en sels minéraux. On donnera la préférence au jambon blanc bien maigre.

Mais parmi toutes les viandes, bœuf, mouton, veau, poisson, nous faisons plus volontiers appel, pour réaliser notre ration azotée, aux viandes de bœuf et de mouton. Elles contiennent, nous l'avons vu, 18 à 20 0/0 de principes albuminoïdes ; sont facilement ingérées et digérées. La viande de bœuf est la plus consommée : elle renferme d'ailleurs les meilleures proportions de principes azotés, de gélatine, elle est plus facilement digérée que la viande de mouton, ce qui tient à sa moindre teneur en graisse et à ce que le point de fusion de la graisse de bœuf est moins élevé que celui de la graisse de mouton. Nous donnerons donc la préférence à la viande de bœuf, sans exclure toutefois la viande de mouton d'une manière rigoureuse.

Comment donner la viande ?
Faut-il préférer la viande crue ou cuite ?

La viande crue est un aliment d'une digestibilité parfaite, mais fade et peu agréable. La cuisson rend la viande plus agréable ; l'action de la chaleur rayonnante, sur la surface, provoque la formation de matières sapides et odorantes qui rendent la viande rôtie particulièrement savoureuse. Par le fait de la cuisson, il se forme autour de la viande une enveloppe imperméable qui lui fait conserver la plus grande partie de ses substances solubles et extractives qui lui assurent une digestion facile. La viande est d'ailleurs de tous les aliments usuels, celui qui stimule au plus haut degré la sécrétion gastrique. La digestibilité en est d'autant plus grande que la cuisson est moins prolongée.

On n'aurait donc aucune peine à faire accepter aux tuberculeux la viande cuite, même légèrement cuite ; mais il n'en va plus de même lorsqu'on leur parle de viande crue. C'est là un instinct très malheureux, car il semble bien acquis et d'une façon irréfutable que l'emploi de la viande crue, dans le traitement de la tuberculose pulmonaire, est supérieur à l'usage de la viande cuite. Depuis longtemps, les cliniciens ont reconnu l'efficacité thérapeutique de l'ingestion de viande crue dans la tuberculose pulmonaire. En 1866, Furster de Montpellier avait rassemblé deux mille cas de phtisie, traités par l'ingestion de viande crue et d'une petite quantité d'alcool, et il signalait une amélioration considérable chez tous ses malades.

Avant Furster, Weiss de Saint-Pétersbourg avait également noté les bons effets thérapeutiques que les tuberculeux retiraient de l'ingestion de viande crue.

Plus près de nous, sous l'impulsion de Grancher (1) de Debove (2), de Daremberg (3), la viande crue a une place à part dans l'alimentation du phtisique. M. Grancher insiste sur l'action merveilleuse de la viande crue qui est due aux substances azotées qu'elle renferme... d'où son efficacité quasi-spécifique...

Daremberg s'exprime ainsi : « La viande crue est un « aliment de premier ordre. Quand selon les préceptes « de Furster, après l'avoir râpée avec un couteau et « pilée dans un mortier, on l'écrase sur un tamis, on « obtient une pulpe qui présente à l'estomac des fibres « musculaires extrêmement divisées, les surfaces de con« tact de l'aliment avec le suc gastrique sont multipliées « et cette préparation est très facilement assimilable...

(1) Grancher, *Bull. médical*. 1896.
(2) Debove, *Semaine médicale*. 1883.
(3) Daremberg, *Traitement de la Phtisie pulmonaire*.

« La viande crue permet aux phtisiques qui s'alimentent « mal de réparer leurs forces et de guérir. »

Aussi depuis près de quarante ans, on se servait avec succès de la viande crue dans le traitement de la tuberculose pulmonaire. S'inspirant sans doute de ces tentatives heureuses, MM. Richet et de Héricourt (1) ont montré que chez les animaux, l'alimentation carnée exclusive est suivie de résultats très favorables. Leurs expériences portent sur plus de 300 chiens. Voici comment ils procèdent : ils inoculent dans la veine saphène tibiale des chiens du poids moyen de 10 kilogrammes, un demi-centimètre cube d'une émulsion bien homogène de culture liquide de tuberculose vieille de deux à trois mois d'étuve. Un lot des animaux ainsi inoculés est laissé comme témoin ; un autre est soumis à l'injection de viande crue. Les chiens du premier groupe succombent tous dans l'espace de 4 à 5 semaines ; ceux du second groupe, au contraire, présentent une survie des plus notables (300 jours environ) et un certain nombre de ces animaux ont résisté l'un deux ans et demi, les autres un an et sept mois. Jamais, chez un chien tuberculisé et non traité, ajoutent MM. Richet et de Héricourt, on n'observe de pareille survie.

La viande cuite ne donne aucun résultat.

Les quantités de viande crue ingérée ou de suc correspondant à la dose thérapeutique efficace ont été de 12 gr. de viande crue ou de suc correspondant, par jour et par kilogramme d'animal.

(1) *Bull. de l'Académie*, 1899. 28 novembre.

On obtient le suc de viande crue par l'expression à l'aide de puissantes presses, ou bien, on fait congeler la viande et on l'abandonne ensuite au dégel. Le suc ainsi obtenu contient tous les éléments du plasma musculaire ainsi que le montre l'analyse chimique.

De leurs expériences, MM. Richet et de Héricourt, concluent à une action pour ainsi dire spécifique, préventive et thérapeutique de la viande crue ou du suc de cette viande crue.

Quelle interprétation pathogénique, ce fait peut-il recevoir ?

M. Richet pense que c'est par un phénomène d'opothérapie que l'action de la viande crue s'exerce, soit qu'il y ait dans le tissu musculaire une substance qui s'oppose au développement de la tuberculose, soit que cette substance exerce ses effets sur le système nerveux en activant les phénomènes de la nutrition. D'après M. Richet, ce sont les principes solubles dans l'eau qui représentent la partie active de la viande ; il ne peut donc s'agir ici d'un phénomène de suralimentation ni même d'alimentation, la quantité d'azote contenue dans le plasma étant très faible, il s'agit véritablement d'un phénomène d'opothérapie musculaire.

Une seconde hypothèse est encore émise par M. Richet et de Héricourt. Rapprochant ces faits de ceux qu'ils avaient observés dans le traitement de l'épilepsie par bromuration avec hypo chloruration, ils admettent que les cellules de l'organisme deviennent inaptes à absorber les substances toxiques de la tuberculose si elles sont surchargées des produits toxiques résultant de la digestion de la viande.

M. Chantemesse (1) n'est pas éloigné de croire que les sucs musculaires agissent indirectement en favorisant l'alimentation par excitation de l'appétit et que si les chiens augmentent de poids et guérissent leur tuberculose, ces effets heureux doivent être attribués à la suralimentation.

M. Malassez (2) établit une relation entre la rareté de la tuberculose des muscles et l'efficacité du suc musculaire vis-à-vis de cette infection. Peut-être, le suc musculaire contient-il des substances nuisibles au développement des bacilles. Il y aurait intérêt, ajoute M. Malassez, à traiter les animaux rendus tuberculeux, par le tissu musculaire ou le suc musculaire d'animaux de même race, de même espèce.

M. Bouchard (3) élargit le problème. La viande et les aliments, en général, n'agissent pas seulement par la quantité d'énergie qu'ils peuvent dégager ; ils peuvent ou substituer dans certaines cellules des parties nouvelles aux parties anciennes, ou se fixer dans la cellule et devenir matières vivantes, ou au contraire servir seulement à la désagrégation cellulaire et traverser l'organisme sans se fixer. Dans un cas, action d'énergie, dans l'autre, action trophique. Ce sont les lois de l'assimilation.

(1) Comptes-rendus de la *Soc. de biologie*, 28 juin 1900.
(2) *Ibid.*
(3) *Ibid.*

Or nous savons depuis longtemps, ajoute M. Bouchard, que les animaux possédant le plus d'immunité naturelle sont les carnivores. Donner de la viande crue à un carnivore peut donc servir à augmenter davantage encore son immunité naturelle.

Ainsi, de par la clinique et les dernières recherches expérimentales (1), il semble acquis que la viande crue possède dans le traitement de la tuberculose non pas seulement une valeur comme aliment, mais exerce une action quasi-spécifique, anti-toxique contre le bacille de Koch.

Comment instituer le régime de la viande crue. ?

Pour les raisons que nous avons déjà indiquées, la viande de choix pour ce régime est celle de bœuf. On commencera par la donner en nature ; mais il arrivera un moment où pour vaincre la répugnance du malade, il sera nécessaire de faire appel à différents artifices de préparation. Quels sont donc ces artifices ? La meilleure manière est sans contredit de donner la viande crue à l'état de pulpe. Le tuberculeux est très souvent hypochlorhydrique, et il faut se souvenir que chez les hypochlorhydriques, le sarcolemme et le tissu conjonctif interstitiel de la viande sont très difficilement digérés.

Le morceau le plus recommandable est cette portion de la cuisse que l'on appelle le romsteack ; la direction longitudinale des fibres musculaires permet facilement le râpage. Le morceau de viande tenu par une extrémité

(1) Prof. Cornil et Chantemesse, *Communication au Congrès de Londres*, juillet 1901.

est placé sur un plan légèrement résistant et légèrement incliné dans le reste de son étendue.

A l'aide d'un couteau à lame mousse, on racle la surface de la viande en enlevant à mesure la trame fibreuse de façon a obtenir de longs filaments musculaires. On pile ensuite ces raclures, et on passe au tamis.

La pulpe ainsi obtenue est homogène et ne contient pas de grumeaux ni de filaments.

Elle est souvent acceptée telle quelle, avec un peu de sel, par les malades. Mais si elle provoque de la répugnance, il peut être bon d'avoir recours à plusieurs manières de la présenter.

1° On peut la rouler en petites boulettes de 4 à 5 grammes que l'on saupoudre de sucre.

2° Tantôt on l'incorpore à des confitures de groseilles ou bien à des compotes de fruits.

3° On peut faire des purées de viande et de légumes, lentilles, pommes de terre, épinards.

4° On peut mélanger la pulpe à des jaunes d'œufs, à des œufs brouillés.

5° Il est un excellent moyen que recommande Laborde, c'est le tapioca médicinal. La pulpe est délayée dans une petite quantité de bouillon froid jusqu'à ce que le mélange soit complet et prenne l'aspect d'une belle purée de tomates. On verse ensuite dans cette préparation un potage au tapioca peu épais que l'on a laissé refroidir à la température voulue pour la consommation, en ayant soin de tourner constamment le mélange à l'aide d'une cuiller.

On peut plus simplement encore, délayer 50 grammes de viande crue hachée et morcelée, dans une assiette de bouillon froid qu'on chauffe ensuite au bain-marie jusqu'à 30-35°, c'est-à-dire à une température simplement tiède. Dans ces conditions on a, pour employer l'expression du docteur Laborde, une véritable purée de viande, où la viande n'est pas cuite extérieurement ainsi que cela se passe quand on verse la pulpe dans du bouillon très chaud.

La pulpe de viande crue, se prête donc à des préparations variées qui permettent de la faire prendre sans répugnance. On a reproché à la viande de bœuf, le danger de l'ingestion du tænia. Certains médecins ont même renoncé sans esprit de retour à la viande crue de bœuf (Pujade). Or comme le fait remarquer le professeur Grancher, outre que les chances de prendre le tænia sont assez minimes, c'est un parasite dont on se débarrasse facilement, et il ne convient pas pour cette raison de donner la préférence à la viande de mouton.

A quelle dose convient-il de donner la viande crue ?

Nous avons vu que dans les expériences de MM. Richet et de Héricourt, la dose pour ainsi dire spécifique avait été de 12 grammes par jour et par kilogramme d'animal. Si nous appliquons ces chiffres chez l'homme, nous voyons que pour un individu de 60 kg., nous serons conduits à lui faire ingérer 720 grammes de viande crue. Y a-t-il nécessité à faire prendre pareille quantité de viande crue ?

Il faudrait tout d'abord que l'organisme puisse supporter pareille quantité d'aliments azotés, et à supposer que cela fût possible pendant quelques jours, il y aurait certes un moment, où pour employer l'expression pittoresque du Dr Pujade, le malade fuserait par en haut et par en bas, par le vomissement ou par la diarrhée.

Et puis chez le tuberculeux, déjà infecté par les produits de la fièvre, y a-t-il avantage à surcharger ses fonctions d'élimination ? Nous savons en effet combien nombreux sont les produits de désassimilation des albumines. En envisageant toute la complexité de la molécule d'albumine, on s'explique l'infinie variété des produits que peut engendrer dans l'organisme la régression des matières protéiques. De ce complexus dérive toute la série des corps azotés de désassimilation : urée, acide urique, créatine, corps xanthiques, acides biliaires, et toutes ces substances alcaloïdiques, ptomaïnes, leucomaïnes et corps analogues que la chimie découvre tous les jours.

Nous avons fait observer également que la fixation de l'albumine n'est pas un phénomène purement mécanique, mais dépend en grande partie de l'activité de régénération de l'organisme.

Il nous est donc facile de dire que si la viande crue constitue un adjuvant précieux dans le traitement de la tuberculose pulmonaire, son emploi doit être surveillé et réglementé.

On commencera par de petites doses, et il semble qu'il y ait tout avantage à ne jamais dépasser plus de

300 grammes par jour. Ce faisant, on considère la viande crue plutôt comme un remède prescrit à titre de supplément de l'alimentation ordinaire et non à sa place.

Nous aurons occasion de montrer que certains aliments, les féculents par exemple, renferment de grandes quantités de matières azotées, et permettent de fournir à l'économie, sa ration d'albumine tout en variant à l'extrême le nombre des préparations culinaires.

Jus de viande.

De la pulpe de viande, il convient de rapprocher le jus de viande obtenu par trituration et expression de la viande. Ce n'est pas à dire que sa valeur alimentaire soit égale à beaucoup près à celle de la viande râpée. Les travaux de A. Gautier ont montré que sa composition chimique le rapproche du bouillon, qu'il renferme surtout de l'eau, des sels minéraux, des bases créatiniques et xanthiques, des matières colorantes et une certaine proportion de matières albuminoïdes.

Bouillon de viande.

Peu d'aliments ont été successivement aussi prônés et aussi décriés que le bouillon. Il passa pendant un temps pour contenir sous une forme facilement assimilable la plus grande partie des éléments nutritifs de la viande. Telle est encore l'opinion courante. L'expérience en démontre l'inexactitude : si on maintient deux chiens, l'un en inanition absolue, l'autre avec du bouillon de viande pour unique alimentation, le second meurt aussi vite et parfois plus vite que le premier.

La valeur nutritive du bouillon est donc illusoire. D'autre part les travaux de Bouchard, en attirant l'attention sur le rôle pathogénique considérable joué par l'intoxication alimentaire, ont augmenté le discrédit de cet aliment. Renfermant toutes les substances solubles de la viande, on s'est habitué à le considérer comme une «solution de poisons» et on a proclamé son usage non seulement inutile mais nuisible. Il y a là une exagération, on a eu tort de conclure de l'effet des injections intraveineuses à celui de l'ingestion, et il semble qu'actuellement il se fasse un changement dans l'opinion médicale au sujet de la valeur du bouillon.

Quelle en est la composition ?

Avec un kilogramme de viande de bœuf on prépare environ 2 litres 1/2 de bouillon qui renferme d'après A. Gautier par litre :

Peptones	5 gr. 3
Albumoses	0 — 5
Gélatine	1 — 7
Bases créatiniques et xanthiques	1 — 2
Inosite et glycogène	1 — 4
Matières extractives	5 —
Sels minéraux	4 — 1
	19 — 2

Les sels minéraux sont constitués surtout par du phosphate et du chlorure de potassium. Il faut ajouter à ces substances dissoutes 2 à 3 grammes de graisse par litre qui surnage sur le liquide et constitue les yeux du bouillon.

Action excitante du bouillon.

Certes d'après cette analyse, il est facile de se rendre compte que le bouillon constitue un aliment de peu de valeur nutritive. Mais de ce que le bouillon n'est pas un aliment, il n'en résulte pas qu'il soit inutile et qu'on doive renoncer à son emploi. Il agit sur l'organisme comme un excitant et il doit sans doute cette action à ses matières extractives, à ses bases créatiniques et xanthiques sans valeur alimentaire et à ses sels de potasse. Le mécanisme en est comparable à l'action excitante de la caféine et cela n'a rien de surprenant, car certaines substances du bouillon (xanthine) appartiennent à la même famille chimique.

Outre cette action excitante et tonique, le bouillon possède la propriété d'exciter la sécrétion du suc gastrique. C'est le type des aliments peptogènes de Schiff et, à ce titre, il est utile aux tuberculeux hypochlorhydriques et anorexiques. Les tuberculeux l'acceptent très facilement, et il est un excellent véhicule pour leur faire prendre des substances réellement alimentaires : riz, tapioca, pâtes alimentaires, œufs, viande crue.

Nous n'entrerons pas dans le détail de la préparation des différents bouillons. Dans certains cas, on cherche à concentrer l'action excitante du bouillon dans un faible volume. Le type de ces bouillons concentrés est le bouillon américain ou thé de bœuf. Au point de vue médicale il ne diffère du bouillon ordinaire que par sa concentration. Il peut renfermer jusqu'à 73 pour 1000 de substances dissoutes.

Mais il y a encore d'autres modes d'administration de l'alimentation carnée — moyens moins naturels, — mais qui permettent cependant d'introduire de la variété dans le régime du tuberculeux et qui reposent d'une alimentation exclusivement composée de viande crue.

L'une des préparations les plus appréciées sous ce rapport est celle que M. Debove a recommandée dans toutes les formes de dyspepsie et dans le gavage des tuberculeux :

La poudre de viande.

La poudre de viande n'est que de la viande crue desséchée et pulvérisée. Elle a donc au point de vue de la digestibilité tous les avantages de cette dernière, accentués par l'état de fine division du produit. Fraîchement préparée et surtout desséchée par évaporation au bain-marie, la poudre de viande doit être sans saveur avec une odeur agréable de viande. Mais quelque soin que l'on apporte à sa préparation, elle peut subir pendant sa dessication un commencement de décomposition. Elle peut s'altérer postérieurement, si un accident l'expose à l'humidité. Elle trahit souvent cette altération par une odeur de colle forte aigrelette, qui en rend l'emploi difficile.

En général, les produits mis en vente dans le commerce ont une odeur assez désagréable. Mieux valent les poudres de viande qu'on prépare soi-même au moyen des broyeurs-pulpeurs de Collin, de Galante, ou même sans appareil spécial, selon le tour de main indiqué par Tanret. On gratte au couteau de la viande, généralement du romsteack qu'on fait sécher au bain-marie dans un plat creux. Quand la pulpe est devenue jaune et dure on la pile dans un mortier, ou bien on la réduit en poudre au moyen d'un moulin à café dont la vis est très serrée. C'est d'ailleurs une préparation longue et qui exige beaucoup d'attention.

Quelle est la composition de la poudre de viande?

Elle renferme en moyenne de 75 à 85 grammes pour cent de matières albumineuses, sans qu'il y ait lieu de s'occuper de l'eau ni de la graisse puisque ces deux éléments sont censés avoir complètement disparu par la préparation. — Ainsi par le taux en principes azotés 100 grammes de poudre de viande (à 75-85 0/0) équivalent respectivement à 376 gr. et 425 gr. de viande fraîche.

Les recherches d'Ellinger et de G. Klemperer ont montré que l'utilisation par l'organisme de l'azote contenu dans la poudre de viande est notable. D'après l'un, il est resté, dans des expériences sur des chiens, un gramme d'azote en résidu intestinal, sur les 17 gr. 86 ingérés sous forme de poudre de viande ; pour l'autre, 3 0/0 seulement du produit ne sont pas absorbés, en administrant la poudre de viande à la dose quotidienne de 100 grammes en trois fois.

La poudre de viande est donc un aliment précieux, nutritif et utilisable qu'il y a lieu de faire entrer dans l'alimentation des tuberculeux.

Comment la donner ? — Le meilleur moyen est de la faire prendre dans du bouillon. On la délaie dans le bouillon à raison de une à trois cuillerées à bouche tandis que le liquide est très chaud. Cette recommandation est nécessaire, d'après Cornet, pour détruire les toxines et les germes que renferment les produits commerciaux. On étale au fond de l'assiette la dose totale de poudre de viande et on verse peu à peu, en remuant sans cesse le liquide bouillant. On obtient un potage homogène d'odeur très appétissante.

La *cure de sang*. — Mentionnons, simplement pour mémoire, l'ancienne cure de sang qu'on recommandait au malade d'aller boire fumant à l'abattoir. Cette pratique ne répond à aucune donnée physiologique sérieuse. Le sang est très indigeste ; il ne possède d'ailleurs, même cru, aucune des propriétés toniques qui lui sont attribuées à tort, car l'hémoglobine se transforme au contact du suc gastrique en hématine tout à fait insoluble et inassimilable.

Les extraits de viande.

On croit généralement que les extraits de viande constituent une essence de viande et par une sorte d'illusion provoquée par le mot essence, on est tenté de croire que ces extraits possèdent sous un petit volume une valeur alimentaire égale à celle d'une plus grande quantité de viande. On a longtemps laissé « croire, dit M. Arnould, que l'extrait Liebig est la quintessence de la viande et que la moitié d'un bœuf tient dans un petit pot » ; c'est sur cette illusion qu'est basé en grande partie le mode d'emploi de ces produits très répandus dans l'alimentation.

Quelle en est la composition ?

On avait longtemps admis que les bouillons et extraits de viande ne contenaient, comme substance protéique, qu'une faible quantité de gélatine, le reste de l'azote appartenant à des substances sans valeur intrinsèque et provenant d'une désassimilation très avancée. On ne leur accordait qu'une valeur peptogène due à la présence des bases créatiniques, xanthiques et des sels de K.

Kuhne émit l'avis que les trois quarts des matières organiques qui s'y trouvaient étaient inconnues, et les travaux de Kemmerich, de Salkowski et Gieske, de Slietzer et Gautier, ont bien montré qu'une notable partie de l'azote appartient à des substances protéiques, albumoses et peptones, dont la valeur nutritive est plus grande que celle des albumines puisqu'elles sont déjà un produit de digestion.

D'après Kemmerich, un extrait de viande contient environ le tiers de son poids d'albumine assimilable ; pour A. Gautier cette proportion s'élève jusqu'à 37 pour 100.

Slietzer y admet un mélange de 20 à 22 pour 100 d'albumine et de peptone.

En somme les extraits de viande renferment des substances nutritives de haute valeur. Le plus riche en ces substances est l'extrait Liebig.

Mais pour juger la valeur nutritive des extraits de viande, il ne suffit pas de s'en rapporter aux analyses que nous venons de citer, il faut encore envisager la dose à laquelle on peut les donner. Liebig, Kemmerich, et tous ceux qui se sont occupés de ces produits disent qu'en aucun cas, on ne doit dépasser la dose de 15 grammes, et que la dose journalière moyenne est de 5 à 10 grammes pour l'adulte, de 4 à 5 grammes pour le malade et l'enfant.

Or 5 grammes d'extrait de viande, ne renferment que 1 gramme de substances albuminoïdes solubles. Cette quantité est absolument insuffisante puisque nous savons que la ration journalière minimum d'un homme doit comprendre 100 grammes d'albumine. De sorte que, pour atteindre seulement la ration nécessaire d'albumine, un homme qui voudrait remplacer la viande de son repas par l'extrait de viande, serait obligé de prendre près de 200 grammes de cet extrait.

Valeur de condiment.

On a bien essayé d'augmenter la valeur nutritive de l'extrait de viande en l'additionnant d'une certaine quantité de poudre de viande. Mais en réalité la valeur nutritive de l'extrait de viande, quelle qu'en soit la préparation, est limitée. Voit (1) lui reconnaît une certaine valeur, la valeur de condiment, et il ajoute à ce propos que si l'on veut juger la valeur alimentaire d'une substance, il faut envisager successivement sa valeur nutritive proprement dite et sa valeur de condiment. La valeur nutritive d'un aliment est fournie par sa capacité de subvenir aux besoins de l'organisme, c'est suivant la comparaison de M. Voit, le charbon qui brûle dans la machine et lui permet de fonctionner. Par contre la valeur de condiment, qui joue en quelque sorte le rôle d'épices, d'assaisonnement, est distincte de la valeur nutritive, elle rehausse la substance alimentaire, rend l'aliment plus assimilable, pare aux effets désastreux de la monotonie alimentaire.

L'extrait de viande a justement cette valeur de condiment et comme tel, peut être avantageusement donné aux doses indiquées, avec du bouillon, de la soupe, des sauces.

Toutefois, il convient de remplacer l'extrait de viande par quelque chose de plus facilement assimilable, notamment par les préparations de peptones et d'albumoses.

Peptones. — Albumoses.

Leur introduction en thérapeutique et plus spécialement dans l'alimentation de certains malades était parfaitement rationnelle : on voyait dans la peptone une substance ayant une valeur alimentaire considérable et possédant en outre la propriété d'être directement résorbable et assimilable sans exiger un travail préparatoire de

(1) *Munchener Medicine Wochenschrift*, 1897.

la part de l'estomac. De là, la vogue des peptones, dans le cas où la suralimentation étant nécessaire, il y a lieu de donner à l'estomac des substances albuminoïdes ayant déjà subi la digestion pepsique et par conséquent demandant à cet organe un minimum de travail.

Les premières peptones ont été préparées par l'action sur la fibrine du sang ou sur la viande d'un suc gastrique artificiel, c'est-à-dire d'un mélange de pepsine et d'acide chlorhydrique. Dans la suite, on a utilisé d'autres ferments, la pancréatine, le suc du Carica papaya, et on a même eu recours à l'action chimique de l'eau sous pression et des alcalins ou des acides dilués sans aucune intervention de diastases animales ou végétales. Ces modes de préparation sont ceux qui tendent à prévaloir aujourd'hui. L'hydratation de l'albumine s'effectuant à une température élevée, ne s'accompagne pas des altérations microbiennes inévitables au cours d'une digestion diastasique artificielle. Malheureusement, il est très difficile de limiter l'action un peu trop brutale des agents chimiques, et d'éviter une dislocation trop profonde de la molécule albuminoïde.

En réalité, les produits que l'on obtient par l'un ou l'autre de ces procédés ne sont pas de la peptone, mais un mélange en proportions variables de peptones vraies et d'albumoses.

Les peptones commerciales ont été, au point de vue de leur valeur nutritive, l'objet de recherches nombreuses. Les expériences instituées par Plosz, Gyergyai, par Maly et ensuite par Adamkiewicz pour déterminer si l'action de l'albumine peût être substituée ou non par celle de la peptone semblent démontrer, qu'au point de vue nutritif, l'albumine peut être remplacée par la peptone ou plutôt par un mélange de peptones et d'albumoses. Le chien d'Adamkiewicz élimina pendant l'état d'inanition 3,7 d'azote par les urines ; recevant ensuite 50 grammes de peptone, il n'élimina que 8,5 d'azote et le jour suivant, de la graisse ayant été ajoutée à la peptone, il n'élimina plus que 5,7 ; par conséquent, 25 gr. d'azote ont été retenus dans l'organisme. Ce fait a été démontré d'une manière plus précise par Kuntz, Muntz, et par Deiters pour le mélange d'albumoses et de peptones tel que le renferment les préparations de peptone de commerce. Enfin, Kuntz et Politzer ont encore démontré que les albumoses pures ainsi que les peptones pures à teneur égale en azote sont équivalentes à l'albumine au point de vue de leur valeur nutritive. On doit donc conclure que l'albumose et la peptone peuvent remplacer l'albumine dans la nutrition. Toutefois, des expériences récentes dues à Fiquet établissent qu'on ne saurait attribuer aux peptones une valeur alimentaire supérieure à celle de l'albumine, car si elles renferment tout l'azote, elles ne renferment pas le soufre et le phosphore de la molécule albuminoïde.

Le lien chimique qui rattache les peptones aux albumoses consiste en ce que les albumoses sont les premiers produits de la digestion normale de la viande, tandis que les peptones en sont les derniers. Mais, comme nous l'avons déjà dit, les peptones commerciales renferment des impuretés, puisque d'après E. Fiquet, on y trouve :

1° Des albumoses et des syntonines, produits de peptonisation incomplète.

2° Des glycoprotéines et leucines, produits de peptonisation incomplète.

3° Des albumotoxines et ptomaïnes, produits de fermentation bactérienne.

D'ailleurs à l'heure actuelle, il semble que les fabricants, après avoir cherché à réaliser une peptonisation aussi complète que possible de l'albumine, tendent à arrêter l'hydratation au terme albumose. Il ressort, en effet, qu'au cours d'une digestion normale, le suc gastrique n'épuise pas son action hydratante sur les matières albuminoïdes des aliments et que celles-ci franchissent le pylore à l'état d'albumoses plutôt que de peptones.

Somatose

Parmi les albumoses lancées dans le commerce il en est une qui mérite d'attirer quelque peu l'attention : nous voulons parler de la *somatose*. Elle a été accueillie avec un véritable enthousiasme en Allemagne et les travaux nombreux auxquels elle a donné lieu ont montré sa valeur.

Quelle en est la composition. — Elle se présente sous l'aspect d'une poudre jaune clair impalpable, sans odeur et presque insipide, soluble dans l'eau comme les albumoses en général. Klemperer donne comme composition de la somatose :

Eau............	9,2 %
Albumoses......	77,8 »
Peptones.......	2,2 »
Sels...........	5,7 »

Lepierre (A. Gautier, Préparations dérivées de la viande. *Bull. Acad.*, 1900) donne les chiffres suivants :

Eau	14,8
Alcalialbumines et albumoses	78,73
Peptones	1,85
Bases et produits azotés divers	2,47
Matières minérales	»

Au point de vue thérapeutique, on peut se demander si, comme l'extrait de viande, elle a seulement une valeur de condiment ou si, comme les peptones, elle peut subvenir à la reconstitution des tissus.

Au congrès de Wiesbaden, Hildebrand a rapporté des faits qui semblent démontrer que la somatose est une substance albuminoïde directement assimilable. En injectant sous la peau ou dans les veines des chiens, des quantités relativement élevées de somatose (0,50 centigr. dans 10 centimètres cubes d'eau), on n'a jamais retrouvé dans l'urine ni albumine, ni peptone, ni albumose. Ces expériences, vérifiées par Goldmann, semblent donc établir que la somatose est retenue dans l'organisme et directement assimilée par lui.

Hildebrand a étudié également la valeur nutritive de la somatose dans une série d'expériences faites sur des chiens, et qui ont consisté à doser l'azote des urines et des matières fécales, d'abord, avec un régime alimentaire ordinaire (200 grammes de viande, 200 gr. de riz, 25 gr. de beurre, 10 gr. de chlorure de sodium dont l'azote avait été préalablement dosé), puis avec le même régime, mais, dans lequel on remplaçait la viande par 48 gr. 6

d'albumoses et 6 gr. 7 d'extrait de viande. Ces deux périodes étaient suivies d'une troisième, chacune de quatre jours, pendant laquelle l'animal recevait son régime alimentaire normal. Ces recherches ont montré que pendant la première période il existait un équilibre azoté ; que pendant les deux premiers jours de la seconde période il y avait rétention d'azote dans l'organisme, laquelle rétention faisait place au troisième jour et au quatrième à une perte d'azote. L'assimilation d'azote se faisait donc un peu moins bien avec la somatose qu'avec la viande. D'autres recherches, ont montré à Hildebrand que si, au lieu de remplacer dans le régime alimentaire toute la viande par la somatose, on n'en remplaçait que la moitié, le déficit azoté disparaissait.

Les recherches ultérieures de T. K. Kuhn et de Völker ont confirmé les résultats énoncés par Hildebrand et ont montré :

1° Qu'avec une alimentation où les substances albuminoïdes sont en quantité un peu insuffisante pour l'entretien du corps, la somatose peut rétablir l'équilibre azoté.

2° Qu'avec une alimentation qui sans être pauvre en substances albuminoïdes, ne renferme pas de viande, la somatose ne peut remplacer cette dernière ; car, administrée à haute dose, non seulement son azote n'est pas assimilé mais encore elle provoque de la diarrhée et empêche l'assimilation de l'azote d'autres substances alimentaires.

3° Qu'à petite dose la somatose est assimilée ; ne provoque pas de diarrhée et est même mieux supportée que la viande par les phtisiques présentant des localisations intestinales et gastropathes.

Ainsi il semble bien que la somatose à petite dose est parfaitement assimilable, bien supportée et peut être utile chez les tuberculeux.

Nous avons vu que la somatose renferme d'après Klemperer 78 0/0 d'albumoses, c'est donc à ce titre une substance éminemment nutritive. Mais d'autre part les travaux de Hildebrand, de Kuhn et Volker, ont montré que la somatose ne doit se donner qu'à des doses peu élevées (20-40 grammes par jour) et à ce titre il semble plutôt qu'on doive la ranger dans les aliments de condiment, à un rang plus élevé toutefois que les extraits de viande.

Nous venons d'étudier rapidement les différents aliments proposés pour remplacer dans l'alimentation, en certains cas la, viande crue. Mais en réalité, comme nous l'avons dit, ces différentes préparations n'ont qu'une valeur de condiment, par les doses auxquelles elles doivent être données; elles sont précieuses en ce qu'elles permettent de rompre d'une façon utile, la monotonie d'un régime, et nous savons quelle importance prend ce fait dans le régime alimentaire du tuberculeux, et d'autre part, parce qu'elles nous permettent de compléter le minimum d'azote nécessaire à l'équilibre azoté chez des malades qui supportent mal l'albumine native quelle que soit sa forme et sa préparation.

Substances collagènes. — Nous voudrions maintenant nous arrêter quelque peu à un groupe de substances que nous avons déjà vu figurer dans la composition de la viande. Ce sont les substances collagènes. La viande de bœuf en renferme 16 0/0. Les viandes de jeunes animaux en renferment davantage. Elles constituent la substance organique des os, des cartilages, des tendons, des fibres du tissu conjonctif. Par l'action prolongée de la cuisson et de l'eau, elles se transforment en gélatine.

Au point de vue chimique, les substances collagènes ont avec les albuminoïdes les plus grandes analogies, mais au point de vue alimentaire, elles sont tout à fait différentes.

Quelle est donc la valeur nutritive de la gélatine? Nous empruntons au livre de Munck et Ewald (1) ce qui suit :

« La gélatine donnée à n'importe quelle dose est facilement décomposée et complètement détruite ; sa décomposition se fait même plus facilement que celle de l'albumine. La décomposition de la gélatine abaisse la décomposition de l'albumine au point qu'une partie notable de l'albumine alimentaire, donnée en même temps que la gélatine, peut se déposer dans l'organisme ; l'addition à la gélatine d'une légère quantité d'albumine suffit pour maintenir l'équilibre de l'albumine. D'autre part la décomposition de la molécule de gélatine en urée s'accompagne de la formation d'un produit non azoté, mais riche en carbone qui détermine également une diminution de la consommation de graisse dans l'organisme.

Par contre, la gélatine n'est pas à même de protéger complètement l'albumine contre la destruction ; car la quantité d'azote de l'urine (et des fèces) dépasse toujours celle introduite par la gélatine ; elle est encore moins à

(1) *Traité de diététique*, 1847.

même de déterminer un dépôt d'albumine organisée. » (Munck et Ewald).

Les expériences de Voit démontrent ces faits; quelle que soit la quantité de viande ingérée, l'addition de gélatine détermine toujours une économie dans la consommation de l'albumine; l'action d'épargne de la gélatine est même plus marquée que celle exercée par les graisses et les hydrates de carbone. En retour, les doses les plus fortes de gélatine ne sont nullement capables de prévenir totalement la perte d'albumine, même si l'on donne d'autres substances telles que les graisses et les hydrates de carbone qui font économiser l'albumine. Il est nécessaire pour conserver l'équilibre azoté qu'une quantité d'albumine soit introduite en même temps que la gélatine, mais dans les cas favorables, il suffit de donner la moitié et moins de la quantité d'albumine consommée pendant l'inanition.

La gélatine ne saurait donc remplir les grands espoirs que l'on avait autrefois fondés sur elle, alors que l'on pensait pouvoir la substituer à la chair musculaire. Mais si elle ne peut remplacer les matières albuminoïdes dans leur rôle plastique, elle n'en reste pas moins un aliment d'épargne, utile dans l'alimentation. D'après Voit 100 grammes de gélatine sèche économisent 31 grammes d'albumine (150 grammes de chair musculaire), c'est-à-dire sont isodynamiques à 200 grammes d'hydrates de carbone. De plus 100 grammes de gélatine valent 25 grammes de graisse.

La digestion des substances collagènes est d'ailleurs facile, et chez les anorexiques, elles excitent l'appétit. Il semble rationnel d'avoir recours aux aliments collagènes naturels, tels que pieds de veau, tête de veau, pieds de porc... etc., qui se prêtent à des combinaisons culinaires variées — aux gelées de viande. On peut encore ajouter à du bouillon ordinaire de viande de la gélatine blanche de commerce. Cette gélatine d'os est en feuilles blanches transparentes et a pour composition d'après A. Gautier :

Eau	19,7
Gélatine réelle................................	74,8
Extrait resté soluble dans l'alcool à 78 cent.....	4,2
Mat. minérales	1,3

Ewald (1) donne la formule d'une gelée qui constitue un aliment très agréable, de digestion facile.

On prend une livre de bœuf, une livre de veau, un poulet tendre, un ou deux pieds de veau, un céleri, une racine de persil, une demi-cuillerée de sel. Le tout recouvert d'eau froide est porté lentement à l'ébullition ; on enlève la chair des os du poulet et on la hache finement On passe le bouillon dans du linge fin ; on y ajoute une bouteille de vin, on chauffe. On y mélange la viande hachée du poulet et on met refroidir dans des tasses à café ou dans des plats.

Cette gelée est très facilement acceptée des malades, toutefois il ne faut pas oublier que les substances collagènes ne doivent pas être données en grande quantité sous peine de produire des nausées, des vomissements, de la diarrhée ; il suffit d'en faire prendre deux à trois

(1) *Traité de diététique*, Munck et Ewald.

tasses par jour. Nous n'insisterons pas davantage ; qu'il suffise d'avoir indiqué l'emploi que l'on peut tirer des substances collagènes dans le régime alimentaire du tuberculeux.

Nous sommes amené à étudier les aliments gras ; c'est ce que nous ferons dans notre prochain chapitre.

CHAPITRE V

Les aliments gras.

Lorsqu'il s'agit de refaire l'organisme affaibli du tuberculeux, il semble que l'on ait cause gagnée, lorsqu'on a réussi à lui assurer un apport aussi large que possible d'aliments azotés. Certes une absorption de matières albuminoïdes est un côté capital de la nutrition ; il est essentiel de consommer assez d'aliments azotés pour être sûr d'atteindre et même de dépasser le minimum d'azote indispensable, mais il convient de tenir compte en même temps du besoin total de calories. Et il faut bien se pénétrer de ce fait que les albumines ne peuvent jamais couvrir qu'une faible portion de ce besoin. Chez l'homme bien portant, même en poussant la consommation de protéiques jusqu'aux extrêmes limites, on reste encore bien loin d'avoir satisfait au besoin total de calories. De quelque façon que l'on s'y prenne, il semble bien difficile de faire prendre au tuberculeux plus de 200 grammes d'albumine, d'une façon journalière et régulière, et malgré cette ration azotée très largement établie, l'organisme n'en reste pas moins en déficit, si le complément de calories n'est pas fourni par une alimentation riche en graisse et en hydrates de carbone. *L'aliment gras* intervient alors comme un complément extrêmement précieux, puisque à l'avantage qu'assure aux corps gras leur valeur calorifique considérable s'ajoute encore ce fait que ces corps sont ingérés à l'état de pureté (huiles, beurre, graisses animales). En ce qui concerne l'apport d'énergie, les graisses ont une supériorité marquée sur les albumines et sur les hydrates de carbone. Les valeurs de combustion, pour un gramme de substance et en grandes calories, sont :

Albumines	4,1	calories
Graisses	9,3	»
Hydrates de carbone	4,1	»

Donc au point de vue énergétique, 100 grammes de graisses sont équivalents à environ 225 grammes de protéiques et d'hydro-carbonés. Pour arriver par jour à 2600 calories, chiffre moyen du besoin total de calories, 1827 grammes de viande maigre de bœuf sont indispensables ; 357 grammes de beurre suffisent.

Or, au point de vue de la physiologie des excrétions, il convient de faire remarquer que les graisses ont une tout autre signification que les albuminoïdes ; les premières ne donnent comme produits de désassimilation que de l'eau et de l'acide carbonique, tandis que les secondes fournissent, non seulement de l'urée, de l'acide urique, et tous les corps uroxanthiques, mais encore un nombre considérable d'autres produits azotés (leucomaïnes, ptomaïnes), ou non azotés. Quoique nous sachions peu de chose sur la formation de ces corps, il est probable et logique d'admettre que dérivant des matières albuminoïdes, ils sont formés de quantités d'autant plus grandes que l'alimentation est plus riche en albumine. C'est là une raison pour ne pas demander aux aliments azotés, chez les tuberculeux, plus que ce qui nécessaire pour la ration d'entretien et d'épargne, en empruntant aux graisses et aux hydrates de carbone le complément des calories réclamées par l'organisme.

Nous savons que les tuberculeux, dès qu'ils ont un peu de fièvre, consomment une quantité de calories supérieure à la normale. Quinquaud l'a nettement montré par ses recherches sur la quantité de Co^2 exhalé. Cette dépense en calories explique leur peu de résistance à la fatigue, nécessitant de soumettre les tuberculeux au repos absolu. Quoique du fait de ce repos, une nouvelle dépense en calories apparaisse pour lutter contre le refroidissement. En réalité la cure d'air au repos n'est tolérée que grâce à une alimentation riche en graisses. Pour cette raison, mieux vaut donc, chez le tuberculeux, une alimentation renfermant un peu moins d'azote, tout en remplissant les conditions fixées, mais couvrant largement le besoin de calories, que des rations azotées abondantes accompagnées de quantités d'aliments ternaires insuffisantes pour parfaire la somme totale de calories nécessaires.

Nous avons vu d'autre part, que chez le tuberculeux, dont les réserves d'albumine, dont les masses protoplasmiques avaient été atteintes et diminuées par une alimentation insuffisante, il y aurait, comme le dit Von Noorden, une erreur fondamentale, à voir la cause première de la régénération des tissus, dans l'alimentation meilleure qu'il reçoit. « Cette réfection de l'albumine organisée, avons-nous dit, n'est que l'expression de la puissance de multiplication et de régénération des cellules ; il importe donc pour le tuberculeux d'économiser ses réserves albuminoïdes et tendre si possible à les augmenter. Or, il est prouvé que l'addition de graisse à la viande, dans l'alimentation, permet de réaliser une fixation importante de protéiques dans les tissus. On a établi en effet : 1° que pour une même quantité de chair digérée, la fixation d'azote par l'organisme est plus grande si on ajoute à la ration alimentaire de l'azote de la graisse que si on n'en ajoute pas et d'autant plus grande que la quantité de graisse ajoutée est plus grande ; 2° que pour une même quantité de chair, la durée de la période, pendant laquelle se fait la fixation d'azote par l'organisme est plus grande dans le régime adipo-carné que dans le régime carné pur (en d'autres termes l'équilibre azoté est moins vite réalisé dans le régime adipo-carné que dans le régime carné pur) (Arthus). »

Toutefois, pas plus que la gélatine, la graisse ne peut supprimer la décomposition de l'albumine. Cependant la graisse alimentaire exerce une influence déterminée et importante sur la consommation de l'albumine. Comme Bischoff l'avait déjà montré, elle agit comme aliment d'épargne. L'action d'épargne des graisses est d'ailleurs moindre que celle des hydrates de carbone ; en ce qui concerne les graisses Voit n'a pu obtenir chez le chien qu'une épargne de 7 % de la quantité d'albumine primitivement détruite, tandis que pour les hydrates de carbone elle était de 9 °/₀ en moyenne et de 15 °/₀ au maximum. Les essais faits par Kayser sur lui-même montrent que chez l'homme aussi, les graisses ont, vis-à-vis de l'albumine, un moindre pouvoir d'épargne que les hydro-carbonés.

L'action d'épargne exercée par la graisse sur la désassimilation de l'albumine nous permet de dire, avec Munck et Ewald, qu'elle exerce sur la nutrition une influence de grande importance. Sans aller jusqu'à dire avec Bouchardat que la tuberculose ne se développe que chez des sujets privés d'aliments gras, que la graisse soit bactéricide (ce sont évidemment des exagérations), il semble bien que chez les tuberculeux gras la tuberculose se caractérise par une évolution plus lente et une bénignité tout au moins apparente. « Rien ne décèle chez ces malades les lésions pulmonaires dont ils sont atteints ; ils sont généralement modérément adipeux, quelques-uns franchement gras, tous vivant de la vie commune ». (Sarda et Vires) (1). Voici le portrait que donne du phtisique gras le professeur Lemoine (2) : « Le phtisique gras arthritique se présente avec tous les signes d'une belle santé apparente : le visage est normalement coloré sans placage de rouge sur une teinte pâle, le visage est plein et l'aspect extérieur se signale par un embonpoint parfois très accusé. L'appétit est excellent, les forces sont conservées. Presque toujours le traitement et l'hygiène

(1) Trêves et guérison de la tuberculose chez les arthritiques. *Montpellier médical*, 1er nov. 1894.

(2) *Semaine médicale*, 20 mars 1900.

amènent une augmentation de poids notable en assez peu de temps sans amélioration sensible des lésions locales. Ces dernières sont souvent très étendues alors même que l'état général reste très bon et l'on peut voir des malades présenter de grandes cavernes avec tous les dehors de la santé. »

Examinant l'évolution de la tuberculose chez les phtisiques gras, M. Lemoine ajoute : « C'est parmi eux que se rencontrent la majorité des phtisiques curables et je connais bon nombre de ces malades que je suis depuis très longtemps et dont la phtisie a rétrocédé d'une façon complète et s'est limitée de telle manière qu'elle est compatible avec une existence active... Il va sans dire que ces malades après une période parfois très longue pendant laquelle ils ont pu se croire atteints simplement de catarrhe des bronches, finissent par succomber aux progrès de la maladie. Il en est qui meurent en pleine santé apparente avec un embonpoint superbe : ce sont ceux qui succombent à une hémorrhagie foudroyante produite par l'ouverture d'un vaisseau rongé par la suppuration sur les parois d'une caverne. D'autres, c'est le plus grand nombre, sont emportés par des accidents aigus : pneumonie, pleurésie ou congestion grippale relevant souvent de microorganismes étrangers à la tuberculose, mais créant vite des situations graves du fait de leur évolution sur un poumon tuberculeux. D'autres finissent par présenter des poumons de plus en plus creusés par l'extension des cavernes. Ils voient alors leur état général s'affecter, leur appétit disparait, ils maigrissent et meurent lentement après avoir perdu les masses adipeuses qui les caractérisaient. »

Ainsi, il semble bien que chez les tuberculeux gras, le bacille de Koch soit un de ces bacilles avec lesquels on vit en bonne intelligence, la lutte est vive au début, mais plus tard elle s'éteint lorsque les excavations pulmonaires se sont formées et à partir de ce moment la tuberculose évolue sans trop d'accidents aigus, et peut même guérir.

Pour ces raisons, il semble donc que les graisses soient indispensables dans l'alimentation du tuberculeux. Or, à ce sujet, les avis sont partagés, c'est qu'en effet, si l'homme sain digère facilement les graisses et peut même en absorber jusqu'à 100 grammes par jour, il y a lieu de craindre que pour les tuberculeux dont les fonctions digestives sont très souvent atteintes, l'ingestion de graisses n'aggrave cet état gastrique.

D'après Lobassof, les corps gras diminuent la sécrétion chlorhydrique de l'estomac. En général, les dyspeptiques tolèrent très mal la graisse ; non seulement elle se comporte chez eux, comme une substance de digestion difficile, mais elle entrave la digestion des autres aliments en les imprégnant et en les empêchant d'être mouillés par les sucs digestifs.

Toutes les graisses ne sont pas indigestes au même point. Les différences de digestibilité des graisses dépendent surtout de leur état physique : les mieux émulsionnées sont les mieux tolérées par les estomacs délicats ; un très bon exemple nous en est fourni par la matière grasse du lait ; à l'état de fine émulsion dans le lait ou la crème fraîche, elle est d'une digestion très facile ; le beurre frais, qui au point de vue physique est constitué par une agglomération de globules graisseux incomplètement soudés, l'est moins; le beurre fondu est un aliment très lourd et cependant la constitution chimique reste la même dans les trois cas.

Pour cette raison, les dyspeptiques supportent assez bien à l'état de fine division dans les tissus végétaux ou animaux, la même quantité de graisse qu'ils ne peuvent digérer à l'état de sauce grasse ou d'huile ; pour cette raison, aussi, que la cuisson des graisses les rend moins digestibles.

Une autre condition qui facilite la digestion des graisses est leur mélange avec un peu d'acides gras libres. Gad a montré en effet que les acides gras libres facilitent étrangement l'émulsion des graisses par les liquides alcalins.

Certes nous n'ignorons pas combien sont fréquents les troubles digestifs des tuberculeux et combien cette existence de troubles digestifs dans une maladie où l'alimentation est le seul traitement, constitue une éventualité fâcheuse et malheureusement trop fréquente. On ne saurait, d'autre part, entourer de soins trop précieux l'estomac des phtisiques ; mais il ne s'ensuit pas qu'il faille généraliser ce fait et voir dans tous les tuberculeux des hyposthéniques et des hypochlorhydriques, et nous dirons avec Pégurier, que si les graisses doivent être défendues à certains malades qui ne peuvent les digérer, elles trouveront leur utile application chez les tuberculeux dont les fonctions digestives s'accomplissent d'une façon normale

L'huile de foie de morue. (1)

Parmi les substances grasses, il en est une qui attire immédiatement l'attention par la faveur dont elle jouit dans le public ; nous voulons parler de l'huile de foie de morue ; il semble que tout tuberculeux doive consommer de l'huile de foie de morue et l'on prévoit à quels ennuis s'expose le malade qui n'en connaît nullement l'usage.

Quelle en est la composition. — La composition de l'huile de foie de morue est très complexe, elle renferme 99 0/0 de matières grasses ; ces matières grasses ne paraissent pas formées, comme dans les autres graisses, par des acides stéarique et oléique ; il semble que l'on ait affaire à des acides spéciaux qu'Heyerdall a isolés et à qui il a donné le nom d'acides thérapique et joléique. Depuis les recherches de Büchkein on a reconnu l'importance de la présence des acides gras libres dans l'huile de foie de morue. Ces acides gras donnent avec le suc gastrique très facilement une émulsion ; cette émulsion traverse les membranes animales plus facilement que les autres huiles ; elle pourrait même être absorbée sans le concours du suc pancréatique ; les acides gras libres donnent en effet une émulsion remarquablement fine des graisses et facilitent leur résorption beaucoup plus que ne le feraient seuls la bile et le suc pancréatique.

(1) Maigné, *Huile de foie de morue*, Paris, 1900.

L'huilede foie de morue, renferme del'iode (0,32) et du brome (0,04 par litre). Ces doses ne sont pas assez considérables pour avoir une action réelle. Le phosphore s'y rencontre assez souvent à la dose de 0,20 par litre. D'après les recherches de de Jongh, de Maigné, il paraît exister au moins dans l'huile vierge à l'état de combinaison albuminoïde.

Dans les huiles colorées, A. Gautier et Mourgues ont extrait une série d'alcaloïdes des plus intéressants : amylamine, butylamine, héxylamine, dihydrotoluidine, aselline, morrhuine; une cuillerée d'huile brune renferme jusqu'à 10 milligrammes d'alcaloïdes dont 2 mmgr. 2 de morrhuine. Le morrhuine paraît exciter la sécrétion du suc gastrique, augmenter l'appétit, activer l'élimination rénale et cutanée. L'aselline semble avoir une action contraire, elle dépasse rarement un tiers de milligramme par cuillerée à bouche.

Expérimentée chez le cobaye, elle produit des troubles respiratoires, de l'anhélation et de la stupeur. Peut-être y a-t-il là l'explication de ces troubles subits du côté de l'appareil respiratoire signalés par Rabuteau chez des malades faisant usage de l'huile de foie de morue, cela est plausible.

L'huile de foie de morue renferme encore une autre substance mal connue : la gaduine : la comparaison faite par Gubler de la gaduine et de la matière glycogène du foie semble exacte. La gaduine contribuerait à faciliter l'absorption de l'huile de foie de morue, peut-être même lui donnerait-elle des propriétés antitoxiques.

A quoi attribuer l'action de l'huile de foie de morue. — Déjà par sa richesse en matières grasses, il est naturel de penser que l'huile de foie de morue pourra jouer le rôle d'aliment d'épargne que nous avons reconnu aux graisses. Mais il semble qu'il y ait un autre mode d'action.

Nous savons que cette huile renferme une assez forte proportion de phosphore à l'état de combinaison albuminoïde. « Elément excitateur spécifique, en activant la formation des noyaux, et par ce moyen la reproduction et la formation des éléments cellulaires, le phosphore dit A. Gautier, conserve indirectement la jeunesse des tissus.

« Il leur transfère, grâce à ce mécanisme, ce que l'on peut appeler la résistance vitale, c'est-à-dire l'aptitude à vivre et à se reproduire normalement, malgré les causes incessantes de destruction physiques, chimiques et pathogéniques ». Nous avons montré que chez le tuberculeux, ces destructions étaient particulièrement actives — que l'organisme mettait en charge dynamique les éléments cellulaires au moyen du phosphore des os et des albumines des tissus. Peut-être l'huile de foie de morue en présentant sous une forme facilement assimilable du phosphore, permet-elle une économie et peut-être est-ce là la cause de son action.

On pourrait encore se demander si les alcaloïdes que renferme l'huile de foie de morue ne jouent pas un rôle actif dans son action. Maigné fait observer avec juste raison que l'huile vierge, l'huile jaune d'or découlant des foies parfaitement frais ne renferme pas trace d'alcaloïdes, mais au contraire renferme plus d'éléments minéraux, particulièrement du phosphore et de l'iode. que l'huile brune, et apparaît d'une efficacité supérieure. C'est à elle que nous donnerons par suite la préférence.

A quelle dose la donner. — Un fait acquis est que l'huile de foie de morue pour être active doit être donnée à haute dose ; les doses banales de une à deux cuillerées par jour ne servent qu'à fatiguer l'estomac ; 100 grammes chez l'adulte sont nécessaires pour avoir un effet réel, et les plus beaux succès de Jaccoud ont été obtenus avec 200 à 250 grammes et plus. Pour accoutumer le malade à pareille dose, il faut procéder lentement, mais autant que possible, la quantité doit être prise en deux fois. Mieux vaut même, quand cela est possible, la prendre en une seule fois.

Il arrive très souvent que le malade s'habitue au goût ; mais il reste la tolérance de l'estomac, de l'intestin et du foie. Quelques malades ont, avec de faibles doses, des renvois acides, répétés, fort désagréables. Jaccoud conseille de les faire mordre dans une tranche d'orange ou de citron. M. Dieulafoy fait refroidir l'huile dans un mélange réfrigérant et l'addition de 1 à 2 milligrammes de strychnine à la dose journalière, peut également faciliter la tolérance de l'estomac.

Les gelées autrefois fort en usage sont abandonnées avec juste raison ; elles augmentent plutôt qu'elles n'atténuent la saveur désagréable de l'huile de foie de morue. Les émulsions en vente dans le commerce ont le défaut d'augmenter la quantité de liquide à prendre. Telle est du nombre l'émulsion Scott dans laquelle la saveur de l'huile est masquée par le goût d'essence d'amandes amères. En voici la formule :

Huile vierge.........................	15 gr.
Glycérine........	8 —
Gomme-Sac, ess. d'amandes amères....	7 —
Hypophosphite de chaux..............	0, 30
— de soude..............	0, 15

pour 30 grammes.

Cette émulsion peut rendre des services chez l'enfant. Mais chez les adultes elle est inutile.

En se servant des différents moyens indiqués, on pourra vaincre l'intolérance de l'estomac. L'intolérance de l'intestin se traduit par de la diarrhée, et quand celle-ci ne cède pas au régime, il faut interrompre l'usage de l'huile pendant quelque temps. Il convient d'examiner les selles et de voir si elles deviennent graisseuses car en ce cas il est inutile de donner de grandes quantités d'huile puisqu'elles sont expulsées en nature.

L'intolérance hépatique peut facilement passer inaperçue : Frerichs a cependant signalé la stéatose très rapide du foie chez les chiens nourris exclusivement d'huile de foie de morue. Chez des malades prenant pendant un temps assez long de l'huile de foie de morue, il arrive que le foie devienne volumineux, déborde les fausses côtes et devienne légèrement sensible. Cette hypertrophie semble d'ailleurs coïncider avec une amélioration notable de la tuberculose et se voit chez des sujets ayant le mieux assimilé l'huile. Dès qu'elle apparaît, il convient de s'arrêter dans l'administration car elle indique la saturation et précède de peu l'intolérance intestinale.

M. A. Robin (1) a étudié les modifications qui surviennent dans l'excrétion des matériaux solides de l'urine, sous l'action de l'huile de foie de morue donnée à doses progressivement croissantes, suivant la méthode qui a donné au professeur Jaccoud de si beaux succès. Cet examen lui fournit matière aux conclusions suivantes :

1° Pendant la première période de l'administration de l'huile de foie de morue alors que les doses croissantes sont bien tolérées, on voit la quantité d'urine se maintenir dans des limites normales ainsi que la densité et les matériaux solides.

Quantité	957
Densité	1023, 2
Matériaux solides	49, 42

2° Mais quand s'effectue la saturation de l'organisme et que survient l'intolérance, les caractères de l'urine se modifient parallèlement ; elle prend une teinte hémaphéique rouge ordinairement très accentuée.

L'odeur urineuse caractéristique de l'urine fraîche devient plus forte et rappelle dans quelques cas l'odeur de poisson, l'acidité augmente. En même temps on voit diminuer la quantité de l'urine et le poids des matériaux solides.

Quantité	729
Densité	1023, 6
Matériaux solides	40, 25

(1) A. Robin, *Archives générales de médecine*, 1895,

3° Après la cessation du médicament, l'urine conserve encore un temps les caractères physiques de la période de saturation, mais elle les perd peu à peu et l'on voit parallèlement la quantité et les matériaux solides augmenter ensemble jusqu'au point de dépasser les moyennes les plus favorables qui aient été observées pendant l'administration.

Quantité.........	1128
Densité..........	1020,5
Matières solides..	55,31

« Et, chose digne de remarque, l'activité organique plus grande que traduisent ces chiffres ne s'est accompagnée dans nos observations d'aucune déchéance du poids gagné dans le traitement ».

L'huile de foie de morue a donc une valeur réellement thérapeutique. De plus, les récentes recherches de MM. A. Robin et Binet (1), sur le chimisme respiratoire des tuberculeux les ont conduits à étudier le rôle que pourrait avoir l'huile de foie de morue sur ces échanges. Sous son influence, ils ont vu les échanges s'abaisser et tendre à se rapprocher de la normale pendant que l'état général redevenait satisfaisant.

Il serait donc à désirer, d'après ces travaux, que tous les tuberculeux puissent prendre de l'huile de foie de morue. Mais la chose n'est pas possible chez tous, et chez ceux qui la supportent mal, il importe de ne pas insister de crainte d'aggraver un état gastrique déjà lésé.

(1) Robin et Binet, Congrès de la tuber., Londres, 24 juillet 1901.

La glycérine.

De l'huile de foie de morue, il convient de rapprocher la glycérine. Jaccoud (2) considère son alternance avec l'huile de foie de morue comme un véritable progrès thérapeutique. Elle exerce, dit-il, une influence directe et positive sur le processus nutritif dans son ensemble. Est-ce simplement en excitant l'appétit et en stimulant les fonctions digestives, est-ce aussi par un accroissement d'activité dans les combustions organiques ainsi que tendent à l'établir les recherches de Catillon qui a constaté une augmentation relative et absolue de l'acide carbonique exhalé ?

La glycérine doit être parfaitement pure. Comme dose il convient de ne pas dépasser 40-60 grammes. Au delà de l'agitation, de la loquacité insolite, une insomnie persistante indiqueraient que la dose a été dépassée. L'augmentation de température est de règle chez tous les individus qui font usage de glycérine pendant quelques jours aux doses indiquées. Mais elle ne dépasse pas un ou deux dixièmes par rapport à la moyenne de la période antérieure de la cure. Dans ces limites, et même jusqu'à trois dixièmes, l'hyperthermie est simplement l'indice de l'action physiologique de la glycérine. Lorsqu'au contraire en l'absence de tout incident pyrétogène, on a une élévation de température supérieure à cinq dixièmes, il y a là une preuve de l'excès des doses.

(2) Jaccoud, *Curabilité de la phtisie pulmonaire.*

Pour modifier la fadeur insipide de la glycérine, M. Jaccoud conseille d'y ajouter quelques gouttes de menthe, un peu de rhum ou de cognac.

Telle est, d'après M. Jaccoud, l'action et la manière de donner la glycérine. Elle a certainement une valeur moindre que l'huile de foie de morue et mérite seulement d'être employée d'une façon discrète.

Maigné, dans sa thèse, indique un produit peu connu en France et dont l'usage parait rationnel : c'est le pâté de foie de morue. D'après l'analyse de M. Thiébaut de Lille, cette préparation ne renferme que la moitié de son poids en matières grasses, mais elle est très riche en albuminoïdes (10,46 0/0), en chlorures de sodium, et en acide phosphorique (0,37 0/0). Cette préparation serait très facilement acceptée, il serait par suite rationnel d'en répandre l'usage.

De ce que tous les tuberculeux ne peuvent supporter l'huile de foie de morue, ils ne s'ensuit pas pour eux qu'ils ne puissent faire appel dans leur alimentation aux autres aliments gras. Dans les sanatoria allemands, l'usage de l'huile de foie de morue est peu répandu. On fait un large usage de beurre, de farines, d'œufs, des graisses animales, du saindoux, du lard, du gras de jambon. Mais si intense et si complet qu'il soit, ce régime gras ne donne pas les effets remarquables non seulement d'engraissement, mais de retour des forces et d'arrêt de la fièvre observés souvent avec l'huile de foie de morue; il n'en reste pas moins vrai qu'il est d'une utilité incontestablechez les tuberculeux.

Le beurre est un aliment gras très agréable et très

digestible. Le beurre n'est que de la crème battue ; toutefois il s'en distingue par ce fait que les globules de beurre ont été séparés de la fine membrane qui enveloppe naturellement chacun d'eux puis soudés ensemble par l'action du battage. Le beurre renferme encore de l'eau maïs en quantité moindre que la crème. Voici la composition du bon beurre :

Graisse.............	90 0/0
Eau................	8 —
Caséum, lactose, sels.	2 —

Mais en général, il ne contient guère plus de 80 à 85 0/0 de graisse. La graisse est formée par un mélange d'oléine, de palmitine et de stéarine ainsi que de butyrine, de capryline et de myristine.

Le beurre doit sa digestibilité à ce que son point de pression est peu élevé. D'après Rubner il devient liquide vers 36° soit au voisinage de la température du corps humain. Il est bien absorbé par l'intestin : après ingestion de 204 grammes, Rubner n'en a trouvé que 6 grammes dans l'intestin.

M. Laborde (1) remarque que la suralimentation par le beurre est capable d'augmenter, à un même degré que la viande crue, la résistance des sujets à la tuberculose.

On peut donner le beurre en nature sur des tartines, de pain ou bien mélangé aux aliments, à des pâtisseries. Toutefois il convient de ne le donner qu'à dose modérée en raison de sa nature grasse peu propice aux dyspepsies même les plus simples.

(1) Compte-rendu Acad. de méd., 28 mars 1900.

Les *huiles végétales* sont moins digestibles que les graisses animales. La composition chimique de l'huile d'olives donne comme chiffres :

Eau, 1 0/0.

Matières grasses, 99 0/0 ; dont 72 0/0 d'oléine liquide et 27 0/0 d'un mélange (stéarine, palmitine, cholestérine). Elle est donc plus nutritive que le beurre ; on l'utilise soit en nature (salade, sauces) soit dans certaines préparations culinaires.

Mais le beurre et l'huile sont des aliments d'un prix assez élevé. On a donc proposé pour les remplacer quelques corps gras moins chers, entre autres, *l'oléo-margarine*, mélange d'eau, de beurre, et d'oléo-margarine. Au point de vue économique, ce produit rend de réels services dans la classe pauvre et son emploi modéré ne laisse rien à désirer. On l'extrait de la graisse de bœuf de première qualité que l'on débarrasse par une série de manipulations, des enveloppes membraneuses, de la stéarine et des divers sous-produits pour recueillir l'oléo-margarine ou base du beurre artificiel (1).

Depuis peu on a lancé un nouveau produit : la végétaline, extraite de l'albumen des graines du cocotier. C'est une masse d'un blanc de neige, onctueuse au toucher, complètement homogène, de goût agréable. Sans valoir le beurre du lait, elle paraît, d'après Cornet (2), devoir être préférée à l'oléo-margarine et peut entrer par suite de son prix peu élevé dans l'alimentation.

(1) *La margarine et le beurre artificiel*, Girard et de Brévans.

(2) *Application diététique dans le Trait. des mal. des voies digestives.*

Il sera facile de varier l'alimentation des tuberculeux, en faisant intervenir en petite quantité les graisses de porc, de mouton, de bœuf, de poulet. Ces différentes viandes renferment d'ailleurs des quantités de graisse variables suivant l'état d'engraissement des animaux.

Le lait, les œufs contiennent aussi des matières grasses mais nous en parlerons quand nous nous occuperons de ces aliments.

De même nous avons vu que les poissons renfermaient une quantité assez notable de graisse.

Chez les tuberculeux dont les voies digestives fonctionnent bien, il y aura avantage à donner comme hors-d'œuvre quelques conserves de poissons, qui sont apéritives. A ce titre on peut citer les harengs, les anchois marinés, le thon, le caviar. Les harengs ont une réelle valeur alimentaire, un hareng de 120 grammes représente environ 80 grammes de chair, par suite par chaque hareng, on ingère environ 15 grammes d'albumine et 13 grammes de graisse.

	Eau.	Albumine.	Graisse.	NaCl.
Harengs..	46,2	18,9	16,9	14,0
Anchois...	57,2	22,3	2,2	20,0

Les anchois ont moins de graisse que les harengs, et de matières azotées, mais ils ont une chair plus délicate, sont plus digestibles.

Le caviar est à recommander en raison de sa richesse en matières grasses, il renferme en moyenne d'après Munck et Ewald :

Eau.........	43,9 °/o
Albumine....	30,8
Graisse......	15,7
Sel..........	8,1

Son odeur légèrement huileuse et rappelant celle de l'huile de foie de morue serait peut-être de nature à prévenir contre ce produit si la saveur et l'arrière-goût véritablement délicat ne modifiaient l'impression première.

Pour introduire plus de variété dans les menus on pourra faire entrer dans l'alimentation, mais toujours en très petite quantité, les divers produits de la charcuterie : saucisson, jambonneau, cervelas.

Parmi les aliments d'un autre genre, il en est un qui mérite par ses propriétés nutritives, de tenir une place dans le régime alimentaire des tuberculeux. Nous vouvoulons nommer le *cacao*.

Le cacao décortiqueté a comme composition d'après Munck et Ewald :

Substances azotées...	12 °/o
Théobromine........	1,6
Graisse.............	49
Fécule..............	13
Cendres	3,5 °/o dont 1/3 de potasse, 2/5 ac. phosp.

On a reproché au cacao en nature d'être peu digestible par suite de la grande quantité de graisse qu'il contient, et on a été amené à préparer une poudre de cacao dont la composition est en moyenne de :

1,3 °/o de théobromine ;

17 °/o de substances azotées, dont 8 °/o constituées par de l'albumine.

25 % de graisse ;

10 à 13 % d'hydrates de carbone.

Dans cette préparation la graisse est ingérée dans la proportion de 95 %. Cette poudre, réduite à 25 % de beurre, est un aliment d'une valeur de 313 calories pour 100 grammes.

On emploie plus encore le chocolat que la poudre de cacao. C'est d'ailleurs un aliment très nutritif. Munck donne comme composition moyenne pour les chocolats commerciaux :

Eau	1,6
Albumine	4,5
Théobromine	0,6
Graisse	15,3
Sucre	65,5
Substances azotées	11,0

L'addition de sucre dans le chocolat renforce la valeur alimentaire de la poudre de cacao. Si l'on pense aux nombreuses combinaisons auxquelles se prêtent le cacao et le chocolat, soit avec l'eau, soit avec le lait, les œufs, les différentes céréales : cacao à l'avoine de Cassel, cacao au Tropon, à la somatose, cacao lacté à la viande, toutes préparations très nutritives et très agréables à consommer, on voit que ces produits sont dignes de tenir une place importante dans l'alimentation des tuberculeux.

Nous n'insisterons pas davantage sur les aliments gras : nous n'avons pas voulu en donner une nomenclature complète, mais seulement montrer que leur emploi modéré était indiqué dans les menus des tuberculeux.

CHAPITRE VI

Les aliments hydro-carbonés.

Quel rang convient-il de donner aux aliments hydro-carbonés dans le régime alimentaire du tuberculeux ? Nous pourrions dire à ce sujet ce que nous avons déjà dit pour les aliments gras. Les aliments hydro-carbonés méritent mieux que la seconde place dans l'alimentation des tuberculeux, ils le méritent d'autant mieux qu'ils ne renferment pas seulement une quantité notable d'hydrates de carbone, mais encore des matières albuminoïdes supérieures dans certaines légumineuses aux quantités notées dans la viande.

Déjà nous avons insisté sur les dangers d'une alimentation carnée trop abondante, au point de vue de l'intoxication qu'elle pouvait créer. Et si l'on rapproche ces faits de cette constatation qu'entre les albumines végétales et animales il y a peu de différence, on voit tout de suite quelle importance prennent de ce chef les aliments hydro-carbonés dans l'alimentation. Il semble résulter des recherches de Hoppe-Seyler et de Weyl que les albumines végétales ne se distinguent pas essentiellement des albumines animales, tandis que pour d'autres auteurs, les premières seraient plus riches en azote et plus pauvres en carbone que les secondes. Il n'est nullement nécessaire que le besoin d'albumine de l'organisme soit couvert en totalité par une alimentation carnée, et d'après Uffelmann, la santé serait en danger lorsque les 3/4 d'albumine sont couverts d'une manière permanente par de la viande. En tout cas on fera bien de ne couvrir par de la viande que les 2/3 du besoin d'albumine. Mais il y a plus : les albumines végétales peuvent remplacer dans l'alimentation les albumines animales. Et si l'on objecte que de cette substitution doive résulter une diminution des forces, une moindre vitalité, il est des exemples nombreux qui permettent de dire qu'il n'en est rien. D'après Ranke, les bûcherons de la Forêt-Noire se nourrissent presque exclusivement de farines cuites dans du saindoux ; ils mangent pendant la semaine environ 1100 grammes de farine et seulement 85 à 90 grammes de saindoux, pas de viande, pas de fromage ; ils sont néanmoins d'une force herculéenne. De même les coolies japonais traînent à des vitesses considérables des charges énormes, et l'albumine qu'ils consomment est tout entière empruntée au régime végétal. Le régime purement végétal n'est donc pas incompatible avec la vie. Nous ne voulons pas dire toutefois qu'il faut soumettre les tuberculeux à un régime exclusivement hydrocarboné. Nous voulons seulement montrer la valeur des albumines végétales au point de vue nutritif.

Il est à noter que le tuberculeux éprouve très souvent au début de la cure alimentaire une répulsion insurmontable pour la viande crue, et il est de pratique courante que son appétit pour elle ne revient que lorsqu'il s'est entraîné à prendre autre chose, il semble donc naturel de faire appel aux albumines végétales pour combler le déficit de son alimentation.

Mais il est d'autres raisons qui nous font recommander les hydro-carbonés. Nous avons vu quelle difficulté le tuberculeux avait à fixer de l'albumine et déjà nous avons dit que les graisses et les hydrates de carbone étaient utiles chez lui, car elles lui permettaient d'économiser ses réserves d'albumine et même d'en fixer. Dans ce rôle d'épargne les hydrates de carbone ont, ainsi que l'ont montré les expériences de Kayser, une valeur plus grande que celle des graisses. On a pu chez le chien dans les cas les plus favorables, réduire la dépense protéique de 7 °/₀ au moyen des graisses et de 15 °/₀ au moyen des hydrates de carbone. De même, des rations de viande, insuffisantes pour couvrir le déchet protéique de l'organisme, deviennent suffisantes par addition d'hydrates de carbone. Des rations de viande suffisantes pour maintenir l'équilibre azoté déterminent une fixation d'azote quand elles sont additionnées d'hydrates de carbone.

Nous avons dit aussi qu'il y avait à s'occuper du besoin total de calories ; il semble bien difficile de demander aux aliments azotés de fournir plus de 35 à 40 °/₀ de ce besoin et comme notre tube digestif maîtrise facilement des grandes quantités d'hydrates de carbone et de graisse, il est logique de leur demander de combler ce besoin de calories, d'autant plus que les substances hydro-carbonées ne donnent comme produits de dédoublement que de l'acide carbonique et de l'eau.

A ce sujet il importe de ne pas perdre de vue l'importance considérable des hydrates de carbone. Il ne manque point de médecins qui d'une manière plus ou moins confuse considèrent les « sucreries » comme des consommations d'agrément ayant peu de valeur alimentaire. Il ne faut point oublier que chaque gramme de sucre représente environ 4 calories, et que les 15 grammes de sucre que nous pouvons mettre dans une tasse de café représentent un apport de 60 calories alors que le blanc d'un œuf de grosseur moyenne ne fournit que 20 à 25 calories. Ainsi une crème à la vanille faite avec un litre de lait, 8 jaunes d'œufs et 200 grammes de sucre, représente par 100 grammes un apport de 146 calories environ, dont 17 seulement proviennent des albuminoïdes et 129 des graisses et des sucres. La même somme totale de calories serait fournie par 178 grammes de viande crue environ, et nous savons que l'un de ces mets est plus difficile à faire accepter que l'autre.

Mais il y a plus.

Nous avons vu que dans certains cas, il y avait impossibilté absolue pour le tuberculeux à consommer des aliments gras ; or, il semblerait d'après certaines expériences biologiques que les hydrates de carbone puissent se transformer en graisses.

Persoz et Boussingault ont montré les premiers que l'on trouve chez les oies et les porcs nourris avec des aliments riches en amylacés (pomme de terre) une quantité de graisse supérieure à celle qui préexistait dans leurs aliments. Ischerwinsky, Maissl et Strohmer ont répété l'expérience et sont arrivés aux mêmes conclusions.

On admet (1) en général que cette transformation a lieu lorsque deux conditions sont remplies : 1° lorsqu'il reste un surplus d'hydrates de carbone disponibles, le besoin total en calories étant couvert; 2° lorsque les réserves de glycogène sont complètes. On voit en effet, après l'inanition, les réserves de glycogène du foie et des muscles se refaire assez rapidement, et ces réserves sont relativement considérables, puisqu'on peut les évaluer à quelques centaines de grammes; la transformation des hydrates de carbone en graisse ne commencerait qu'a partir du moment où ces réserves sont complètes.

Des expériences dues à M. Hanriot (2) tendent à donner à ce phénomène une signification beaucoup plus générale.

L'assimilation des sucres commencerait toujours par une transformation en graisses.

A supposer que ces hypothèses soient exactes, il y aurait donc là un moyen élégant de faire prendre aux tuberculeux la graisse dont ils ont besoin pour leur nutrition, tout en ménageant leur estomac. On a reproché, il est vrai, aux aliments hydrocarbonés, de provoquer chez certains sujets des fermentations intestinales excessives. Mais l'objection est de peu de valeur : ces phénomènes d'intolérance proviennent le plus souvent d'une mauvaise préparation de ces aliments et ces inconvé-

(1) Cf. Lambling, *Traité de pathologie générale* de Bouchard.
(2) *Archives de physiologie*, t. IV, page 268, année 1893.

nients disparaissent lorsqu'on les fait consommer sous forme de purée.

Telles sont les raisons qui nous conduisent à faire aux aliments hydrocarbonés une place importante dans le régime alimentaire des tuberculeux.

Nous allons maintenant les étudier plus en détail.

Les céréales.

De tous les aliments que fournit le règne végétal à l'homme, les graines de céréales sont de beaucouples plus importants. Les graines de céréales sont uniformément constituées par une enveloppe dure, renfermant un noyau blanc et tendre ; l'enveloppe est le son, le noyau la farine. L'analyse indique peu de différence de constitution entre ces deux parties ; au point de vue nutritif il y a entre elles une dissemblance totale. Le son est une substance sans valeur nutritive pour l'homme ; il traverse le tube digestif sans modifications par suite de sa structure très serrée et de sa gangue de cellulose qui protége, contre l'action des sucs gastriques, les substances réellement alimentaires. L'homme ne saurait donc utiliser les graines de céréales telles quelles, si l'on ne remédiait à cet inconvénient en les mondant, en les concassant, et surtout par la mouture suivie de blutage.

Les farines de céréales contiennent en moyenne d'après Kœnig :

	Eau	Mat. azotées	Mat. grasses	Amidon	Cellulose
Blé	13,6	12,4	1,8	67,9	8,5
Seigle	15,3	11,5	1,8	67,8	2
Orge	13,8	11,1	2,1	64,9	5,3
Avoine	12,4	10,4	5,2	57,8	11,5
Maïs	13,1	9,9	4.6	68,4	2,5
Riz	13,1	7	0,9	77,4	0.6

D'après ce tableau, il est facile de se rendre compte que le blé renferme le plus de matières azotées. Il y a une notable quantité de matières grasses dans les farines de maïs et d'avoine, ce qui peut expliquer, au moins partiellement, les propriétés nutritives, parfois laxatives de ces farines (Cornet).

Le blé ne peut être considéré comme un aliment complet il renferme plusieurs albuminoïdes dont l'ensemble constitue le gluten. Ils paraissent d'une valeur nutritive et d'une digestibilité égale à celle des albumines animales quand ils sont à l'état de pureté. Le blé est très riche en amidon, très pauvre en matières grasses. Comme tous les aliments, où la fécule domine, le froment n'est facilement digéré qu'à l'état cuit. Son principal usage est le pain.

L'avoine, le seigle et l'orge ont une composition à peu près identique à celle du blé, mais ils ne sont pas employés dans l'alimentation de nos pays. Toutefois, on a recommandé chez les enfants rachitiques la farine d'avoine et il semble que ce soit logique par suite de la teneur en graisse et en phosphate de chaux de cette farine.

Le professeur Grancher recommande particulièrement le riz et il ne dédaigne pas d'en indiquer de mode de préparation ; le riz ne doit pas être, après cuisson, fondu en une pâtée, car alors surchargé d'eau, il est moins facilement attaqué par les sucs digestifs que s'il conservait sa forme. On l'accommode avec du sel et un peu de graisse. Il se prête aussi à une variété très grande de préparations, soupes, potages, mets sucrés.

Nous n'insisterons pas longuement sur le pain. Pas plus que la farine, qui a servi à sa préparation, le pain n'est un aliment complet, mais il peut constituer la base principale de l'alimentation, et de fait il représente la moitié de la ration alimentaire et même les trois quarts de cette ration dans la classe pauvre.

Cent parties de froment fournissent cent vingt-cinq parties de pain pour lesquelles Kœnig donne la composition :

Eau............	35,6
Albumine.......	7
Graisse.........	0,5
Sucre...........	4
Amidon	51,5
Cellulose	0,3
Sels............	1,1
	100

Au point de vue alimentaire la croûte est plus nourrissante que la mie. D'après une analyse de Barral la proportion de matières azotées contenues dans la croûte (13 p. 100) est le double de celle de la mie (6,7 p. 100).

La plupart des tuberculeux dyspeptiques supportent très mal le pain ; il y a avantage à leur faire préparer des pains minces très croustillants, ou bien leur recommander de ne manger que du pain grillé, des biscottes. Ils ne seront pas tentés ainsi de faire un usage trop grand de pain et de remplacer par cet aliment d'autres aliments plus nutritifs.

Dans ces dernières années, on a beaucoup insisté sur la valeur du pain complet, renfermant une partie notable de son. Mais en fait, nous dirons avec Rubner qu'il faut réserver le son aux ruminants qui l'utilisent beaucoup mieux que l'homme et nous le restituent ensuite sous forme de viande parfaitement assimilable.

A l'étude du pain se rattache celle des pâtisseries. Elles ont pour base, la farine fine de froment additionnée d'œufs, de beurre et de fruits. Surchargées de graisse, peut-être pourraient-elles occasionner quelques troubles chez certains malades, mais en général les pâtisseries sèches, les biscuits secs sont très bien tolérés et constituent des aliments dont la valeur n'est pas à dédaigner.

Les pâtes alimentaires.

Ce sont des produits industriels obtenus comme le pain, les biscuits, les biscottes, avec de la farine de blé soit seule, soit avec des œufs. Ce qui particularise les pâtes alimentaires, c'est qu'elles sont faites avec une pâte non fermentée, non levée. Ce principe marque l'infériorité des pâtes alimentaires sur le pain, au point de vue digestif. Heureusement que par la cuisson avec l'eau, on facilite la digestion de l'amidon.

La composition chimique est à peu près la même pour

les différentes pâtes, et dépend uniquement de la farine employée. La pâte aux œufs est plus nutritive et la structure en varie suivant la quantité des œufs. Préparées sans addition d'œufs, les pâtes ont la composition moyenne suivante d'après Balland :

	H2O	Mat. Azot.	Mat. grasses	Amidon	Cendres
Macaroni..........	12	10,89	0,65	74,70	0,50
Nouilles...........	12,9	11,58	0,60	75,21	0,65
Vermicelle........	10	12,50	0,80	75,51	0,50
Pâtes diverses.....	10,40	12,51	0,35	75,23	0,76

La valeur des différentes pâtes est donc un peu supérieure à celle du pain surtout si l'on choisit des farines de gruau plus azotées et plus minéralisées. Cette valeur nutritive augmente si l'on additionne la farine d'œufs ou de lait.

En raison de leur richesse en albumines et en hydrates de carbone, les pâtes alimentaires doivent tenir une grande place dans l'alimentation. Par la variété des préparations culinaires auxquelles elles se prêtent, elles permettent de rompre la monotonie du régime. Certes de par leur volume, elles ne sauraient prétendre à constituer la ration d'épargne, mais elles méritent d'être largement employées dans la ration d'entretien.

Ce que nous venons de dire pour les pâtes nous pouvons le répéter pour les semoules. Elles sont préparées avec des farines de céréales et divisées en petits fragments ayant la forme de grains de millet.

On emploie plus volontiers la semoule de blé et de riz et on prépare avec ces produits d'excellents potages ou desbouilliesbienacceptés des malades. De même du tapioca qni ne provient pas d'une céréale quelconque mais d'une plante de la famille des Euphorbiacées le Manioc, et qui mélangé au bouillon ou au lait augmente la valeur de ces deux aliments, tout en étant très agréable et très facilement digéré.

Les légumineuses

Les légumineuses se distinguent des céréales par leur teneur en matières azotées, plus élevée. Plus que les céréales, elles se rapprochent, de par leur constitution chimique, de l'aliment complet.

Elles sont très riches en albumine, elles en renferment en moyenne de 22 à 24 0/0. La moitié environ de leur poids est représenté par les hydrates de carbone ; elles sont plus riches en matières minérales que les céréales, leur teneur en sels de potassium et de calcium est plus grande que celle en magnésium et en sodium tandis que l'acide phosphorique est en quantité moindre. Leur albumine appartient au groupe des globulines ou d'aprés d'autres auteurs au groupe des caséines.

Les plus employées dans l'alimentation sont les haricots, les lentilles, les pois, les fèves.

Balland (1) donne pour leur composition :

	Haricots		Lentilles		Fèves (2)	Pois	
	frais	secs	fraîches	sèches		frais	secs
Eau	10.	28.40	11.70	13.50	15.	10.60	14.20
Albumine	13.81	25.16	20.32	24.24	24.40	18.88	23.90
Mat. grass.	0.98	2.46	0.58	1.45	2.50	1.22	1.40
Mat. sucrées et fécul.	52.91	60.98	56.67	62.45	51.50	56.21	61.10
Cellulose.	2.46	4.62	2.96	3.56	3.	2.90	5.52

(1) Balland, *Revue du Service de l'intendance*, 1897, tome x, p. 227.

(2) D'après Kœnig.

La quantité de matières azotées varie donc de 21,4 à 24,3 0/0 ; les légumineuses sont donc plus nourrissantes que les céréales où cette quantité varie de 7 à 12 0/0.

Moins qu'elles pourtant, elles ne peuvent convenir pour constituer la base de l'alimentation. Toutefois le sujet de Rubner maintint sa richesse en albumine avec une ration de 520 grammes de petits pois desséchés. Elles absorbent pendant leur cuisson une grande quantité d'eau : une purée épaisse de légumineuses ne renferme guère que le quart de son poids de substances sèches, et un certain volume de boisson est nécessaire pour en faciliter la déglutition.

La digestibilité des légumineuses est très variable. Certaines, comme les pois, les lentilles, peuvent être considérées comme des aliments de facile digestion. D'autres comme les haricots, les pois chiches provoquent des fermentations intestinales avec dégagement de gaz.

Pour faciliter leur digestibilité, les légumineuses doivent être réduites en purée après ébullition dans une eau non calcaire ; la chaux, en effet, se combine à la globuline des légumineuses et donne un composé qui durcit par la cuisson.

Ainsi, réduites en purée, elles sont mieux absorbées. Les haricots non cassés, mais bouillis, pris journellement en quantités de 500 grammes sont mal digérés ; 82 % de la substance sèche et 70 % seulement d'azote sont absorbés. Par contre d'après les recherches d'Uffelmaun, les farines de haricots sont mieux digérées et la quantité d'albumine assimilée monte à 85-87 %.

C'est donc aux purées préparées avec des farines

finement moulues qu'il convient de donner la préférence.

On a cherché en Allemagne à augmenter la valeur nutritive des légumineuses en les combinant à de la poudre de viande. Ces préparations ont une saveur plus agréable et acquièrent par suite de cette combinaison une valeur nutritive très élevée.

Voici la composition des plus employées d'après Munck et Edwald :

	Tablettes de viande-légume.	Soupe condensée aux pois.
H^2O	12,3	8,7
Albumine	28,7	18,8
Graisse	2,2	24,5
Hydrates de carbone	49,9	35,7
Cellulose	9,9	1,5
Cendres	9,0	10,8

Ces substances donnent un aliment réconfortant et savoureux, dont la digestibilité tient le milieu entre les aliments végétaux et animaux.

Pommes de terre. — Parmi les tubercules farineux, la pomme de terre est le seul qui ait quelque importance. Les patates, les ignames, les topinambours, n'ont pas réussi à entrer dans l'alimentation journalière.

La pomme de terre est surtout très riche en eau, elle en contient de 75 à 90 0/0, l'azote qu'elle renferme n'est représenté par de l'albumine que pour trois cinquièmes environ, près de deux cinquièmes de l'azote total se trouve sous forme d'asparagine, de solanine. C'est un aliment de valeur, riche en hydrates de carbone représentés surtout par de la fécule et à un moindre degré par de la dextrine. Voici, d'après Balland, les limites de variations des divers principes immédiats contenus dans la pomme de terre :

Eau......	66,10 à	80,60
Albumine.	1,40 à	2,80
Graisse...	0,04 à	0,14
Amidon...	15,60 à	29,80
Sucre....	—	—
Cellulose.	0,40 à	0,70
Sels......	0,44 à	1,20

La pomme de terre renferme donc beaucoup plus d'eau que les céréales et les légumineuses ; mais comme elle n'en fixe pas par la cuisson, une fois cuite, elle n'en contient pas plus que ces dernières. La proportion de graisse et d'albumine qu'elle contient en fait plus que le riz, un aliment exclusivement hydro-carboné.

C'est dire qu'à elle seule, elle ne peut constituer l'alimentation. Son usage en grande quantité détermine de la diarrhée et des selles d'une odeur repoussante par suite de la fermentation butyrique qui se produit dans l'intestin. Pour couvrir le besoin en albumine il faudrait en ingérer 4 kil. 500.

C'est au contraire un aliment parfait quand on l'associe à des aliments azotés et gras, tels que la viande, les œufs, le lait, le fromage. La purée de pommes de terre, administrée à raison de 700 grammes de substance sèche est absorbée au point que seulement 4,6 0/0 de la substance sèche et 19 0/0 de l'azote sont éliminés par les fèces.

Sous forme de purée, préparée au lait ou au beurre, elle constitue un des aliments les plus légers que l'on puisse recommander aux tuberculeux dyspeptiques.

Mais il est encore une raison qui doit faire entrer dans une mesure assez large la pomme de terre dans le régime des tuberculeux, c'est l'influence qu'elle exerce sur la défécation. Dans un régime surtout composé de viande, et pour certains auteurs, tel doit être le régime du tuberculeux, les selles sont peu abondantes, sèches et dures. Au contraire, après l'addition d'une certaine quantité de pommes de terre, elles deviennent aqueuses et molles.

La pomme de terre n'est d'ailleurs pas seule à avoir cette action, les *carottes* la possèdent aussi. Au point de vue nutritif, la valeur de cette dernière est peu élevée, puisque, d'après l'analyse chimique, elle contient :

Eau	87,1
Albumine	1,0
Graisse	0,2
Hydrate de carbone.	9,0
Cellulose	1,4
Cendres	0,9

Mais par suite de cette circonstance et pour varier les menus on peut l'employer en petites quantités dans le régime.

Nous avons dit que les autres tubercules farineux ne sont guère employés en nature. Toutefois, ils fournissent des produits très utilisés dans l'alimentation, tels que l'arrow-root, le tapioca dont nous avons déjà parlé, on peut en rapprocher le sagou, les saleps, les châtaignes.

Que dire des légumes verts ?

Ce sont des aliments constitués par des parties de végétaux différentes, tiges (cardons), graines (petits pois), feuilles (salades), gousses (haricots verts). Leur caractère commun est de renfermer de la chlorophylle. Ils n'ont aucune valeur nutritive. Quelques-uns très bien tolérés chez les dyspeptiques comme les petits pois et les haricots, peuvent être recommandés aux tuberculeux, mais il ne semble pas que l'on aurait à se louer chez eux de l'oseille, des crucifères et du chou.

Nous ferons une exception toutefois en faveur des épinards et de la laitue. Ces légumes verts sont particulièrement riches en matières minérales.

D'après le professeur Ritter (1), ils renferment respectivement pour 1000 de subtances sèches :

	Potasse	Soude	Chaux	Magnésie	Oxyde de fer
Epinards	27.2	58.16	19.58	10.51	5.52
	A. Phosph.	So4H2	A. Silicique	Chlore	
Epinards	16,89	11.32	7.45	10.22	
	Potasse	Soude	Chaux	Magnésie	Oxyde de fer
Laitue	67.65	13.60	26.67	11.76	9.39
	A. Phosph.	So4H2	A. Silicique	Chlore	
Laitue	16.37	6.68	14.68	13.79	

Connaissant la déminéralisation des tuberculeux, il semble donc que l'on ne soit pas en droit de considérer seulement ces mets comme une chose accessoire, mais

(1) Discours au Congrès allemand de Brunswick, 1899.

bien plutôt comme plats de résistance dans les repas journaliers.

Les aliments sucrés.

Les aliments sucrés ne doivent pas être éliminés de l'alimentation du tuberculeux, ils sont chez lui d'autant plus précieux qu'ils peuvent compléter une alimentation hydro-carbonée insuffisante.

Le glycose constitue pour l'homme sain un aliment précieux; mais surtout chez le tuberculeux dyspeptique sa valeur augmente du fait qu'il n'impose à ses organes digestifs aucun effort.

Récemment, le professeur Chauveau a très justement insisté sur la valeur alimentaire du sucre. Non seulement c'est de tous les aliments le plus apte à fournir le potentiel indispensable au travail physiologique, mais il semble favoriser l'assimilation des albuminoïdes et modérer le travail de désassimilation. Cette propriété devient apparente, surtout dans les conditions physiologiques comportant l'édification de tissus nouveaux, les suites de surmenage, les convalescences.

Toutefois, l'expérience montre que si de petites doses de sucre sont en général bien supportées des dyspeptiques, des doses élevées entraînent facilement des troubles digestifs, notamment des fermentations intestinales, de la diarrhée, de l'inappétence.

C'est à cause de leur richesse en hydrates de carbone et en sucre, que les fruits pourront figurer dans le régime du tuberculeux. Ils jouissent d'ailleurs d'une action laxative réelle, et peuvent ainsi prévenir le danger d'une alimentation carnée trop abondante.

Voici, d'après Kœnig, la composition de quelques-uns :

A l'état frais :

	Pommes	Poires	Prunes	Cerises	Raisins	Oranges.
Eau	84.4	83.0	84.9	79.8	78.2	89.0
Albumine	0.6	0.4	0.6	0.7	0.6	0.7
Acide	0.2	0.2	1.5	0.9	0.8	2.4
Sucre	7.2	8.3	3.6	10.1	24.4	1.6
Hydrates de carbone	5.8	3.5	4.7	1.7	1.9	1.0
Cellulose et noyaux	1.5	4.3	4.3	6.4	3.6	1.8
Cendres	0.5	0.3	0.6	0.5	0.6	0.5

A l'état sec :

						Figues
Eau	28.0	29.4	29.3	49.4	32.0	31.2
Albumine	0.3	2.6	2 3	2.1	2.4	4.0
Acide	3.6	0.8	2.7			1.2
Sucre	12.0	29.1	44.4	31.2	50.6	49.8
Hydrates de carbone	16.9	29.7	17.9	14.3	7.5	4.5
Cellulose et noyaux	5.0	6.9	1.5	0.6	1.7	5.0
Cendres	1.6	1.7	1.3	1.6	2	2.9

D'après ces tableaux, on voit que la proportion d'eau contenue dans les fruits est trèsélevée. Les graisses en sont absentes, et l'albumine n'y figure que pour une quantité très minime. Les fruits sont donc un aliment fort peu nourrissant.

En général, les fruits crûs sont mal supportés chez les dyspeptiques et ils provoquent très vite des phénomènes de gonflement. Les fruits cuits sont d'ailleurs mieux tolérés que les fruits crus. Soit que la cuisson ait modifié la charpente cellulaire, soit que les levures adhérentes aux pellicules aient été détruites par la chaleur et que de ce fait la fermentation gastrique du sucre soit, retardée, les fruits cuits se digèrent, d'une façon incontestable, mieux que les autres. Leur valeur nutritive est d'ailleurs plus grande par suite de la quantité d'eau évaporée et de sucre que l'on y ajoute.

Quoi qu'il en soit, on peut tolérer en petite quantité des fruits crus tels que la pêche, le raisin, les oranges ; les prunes, les fraises, les cerises sont assez bien supportées; les abricots, les pommes, les poires, le melon, sont plus indigestes. En fait, on doit se guider sur la tolérance du malade et ne pas lui interdire de parti pris des aliments qui peuvent lui faire plaisir sans lui nuire.

Il peut être fait appel aux différents aliments sucrés, aux entremets composés de sucre, d'œufs et de lait, en proportions que l'art culinaire modifie à l'infini. Ces plats introduisent une variation dans le régime, et permettent sous un petit volume de faire absorber un nombre considérable de calories.

De l'étude rapide que nous avons faite des aliments hydro-carbonés, nous pouvons donc conclure à leur utilité incontestable dans le régime alimentaire du tuberculeux. Il nous reste, pour être complet, à parler du lait et des œufs. C'est ce que nous allons faire dans notre prochain chapitre.

CHAPITRE VII

Le lait et les œufs

Le lait et les œufs font partie des aliments dits complets parce que les principes albuminoïdes et non azotés s'y trouvent réunis en proportions variables.

Les matières albuminoïdes sont représentées entre autres par une principale : la *caséine* qui renferme, outre l'azote qui la caractérise, un peu de phosphore. Cette caséine est mélangée dans le lait de vache à une petite quantité d'albumine coagulable par la chaleur. Il est à noter que le lait de vache contient plus de caséine que le lait de femme (3,5 0/0 contre 2 0/0).

La matière grasse est constituée par le beurre qui se trouve en petits globules très serrés les uns contre les autres, qui forment presque exclusivement la crème à la surface du lait frais.

Les hydrates de carbone sont représentés dans le lait par un sucre isomère de la saccharose, la *lactose* qui se trouve en solution dans le petit lait lorsque l'on a, par le caillage, précipité la caséine.

D'après Munck et Ewald, telle est la composition moyenne du lait de vache, il renferme pour cent :

Eau........................	87,7
Caséine......................	3,0
Albumine.....................	,4
Graisse......................	3,7
Lactose......................	4,5
Cendres.....................	,7

L'eau tient en dissolution avec la lactose, des sels minéraux. Nous empruntons à Cornet le tableau suivant, indiquant les quantités de sels pour 100 grammes.

Chlorures.

Sodium.....	1.83 (Haidlen)	3,41 (Filhol et Joly)
Potassium...	0,34 —	0,01 —

Phosphates.

Chaux......	3,44 (Haidlen)	3,87 (Filhol et Joly)
Magnésie....	0,64 —	0,87
Sodium.....		
Potassium...		

Carbonates.

Sodium.....	0,67 (Marchand)
Potassium...	
De fer.......	2,3 milligrammes pour 100 d'après Bunge.

Le lait est pour l'adulte un aliment des plus digestibles. La caséine y est contenue à l'état de fine division très favorable à l'action des sucs gastriques. Aucune enveloppe difficilement soluble ne gêne cette action comme dans la viande et surtout dans les cellules végétales. La caséine est dédoublée en albumose et en caséum, grâce à la présence dans le lait des sels de calcium (Hammersten), il y a ensuite partiellement dans l'estomac sinon exclusivement dans l'intestin, peptonisation de la caséine. En outre le sucre de lait est décomposé en glucose et galactose (Dastre).

Non seulement le lait ne renferme que des substances digestibles, mais il ne renferme que de telles substances. C'est un des aliments les mieux assimilés ; d'après Uffelmann 98,8 0/0 de l'albumine, 94,5 0/0 de la graisse et toute la lactose sont absorbés.

Il convient d'insister sur l'action diurétique du lait, sous son influence, la dépuration urinaire devient plus parfaite ; les poisons gastro-intestinaux se trouvent réduits au minimum.

Le lait est encore remarquable par le peu d'excitation motrice et sécrétoire qu'il provoque sur l'estomac. Tous les expérimentateurs sont d'accord pour admettre qu'aucun aliment n'excite aussi peu la sécrétion chlorhydrique ; tous les cliniciens ont constaté qu'aucun ne franchit plus facilement un pylore en état de spasme permanent.

Etant donné cette heureuse composition du lait renfermant les trois groupes de substances alimentaires ; cette facile digestibilité, et cette absorption presque complète, il y a lieu de se demander si le lait ne pourrait pas constituer l'aliment unique du tuberculeux, à seule fin de réduire chez lui les chances d'auto-intoxication à leur minimum et de prévenir les troubles digestifs.

Nous ne le pensons pas et pour plusieurs raisons. D'après les moyennes de Charles Girard le lait de vache renferme pour un litre 36 grammes d'albumine, 40 grammes de graisse et 50 grammes d'hydro-carbones, valant en tout 720 calories.

D'après ces chiffres, la dose quotidienne de trois litres paraît plus que suffisante pour assurer à l'organisme le minimum d'albuminoïdes et de graisse exigible ; mais elle se montre tout à fait insuffisante pour les hydrates de carbone. Certes l'excès de graisse peut remplacer une quantité isoglycosique de lactose, soit 100 grammes environ, mais même en tenant compte de cette suppléance, il n'en reste pas moins un déficit de 150 grammes d'hydrates de carbone. Trois litres de lait constituent donc une ration insuffisante pour un homme de poids normal.

Pour arriver au chiffre normal d'hydrates de carbone, il faudrait aller jusqu'à quatre litres. A cette dose, le lait constituerait une alimentation complète suffisante pour un adulte de poids moyen et permettrait même la production d'un certain travail.

Mais il est très rare de pouvoir faire absorber longtemps pareille quantité de lait. Le dégoût que provoque à la longue une alimentation exclusive, s'augmente de la répulsion causée par le volume exagéré du liquide à absorber. Bien vite, le sujet soumis à un tel régime, diminue la quantité, la dénutrition en est la conséquence, et le régime du lait devient un régime d'inanition. Pour cette raison, le lait ne peut donc être l'aliment exclusif du tuberculeux, attendu d'ailleurs que la quantité de lait ingéré servirait seulement à couvrir les besoins de l'organisme mais ne saurait fournir la ration d'épargne.

De plus, étant connue la pauvreté en fer et en chlorures du lait, il ne semble pas qu'on puisse le donner pendant longtemps sans nuire. Trois litres de lait de vache apportent environ 106 grammes d'albumine et 2235 calories. Mais la quantité de fer ingérée en même temps n'est que de 8 à 5 milligrammes, tandis que la ration d'un individu, choisissant librement sa nourriture, en contient d'après Lapique (1) de 20 à 30 milligrammes.

Sans doute le rapprochement de ces deux nombres ne permet pas d'affirmer *à priori* que l'alimentation lactée exclusive conduise à l'anémie. Mais il y a là un avertissement dont la clinique ne peut manquer de tenir compte, surtout quand nous savons quels liens étroits unissent la chlorose et la tuberculose.

Mais à côté de ces inconvénients indiscutables, le lait offre de multiples avantages. Avec les œufs, il doit constituer la ration d'épargne.

Par son action éliminatrice, il rend possible une alimentation azotée abondante, en ménageant les divers émonctoires ; il empêche l'auto-intoxication.

On ne saurait fixer la dose à donner, elle dépend de la tolérance du malade. Tantôt celui-ci présente pour le lait de la répugnance, il sera facile généralement d'en triompher

(1) Lapique, *Thèse* de la Faculté des sciences, 1897.

en modifiant la saveur du lait par différents artifices. Tel prend le lait bouilli avec dégoût qui le tolère cru, et réciproquement, les uns le préfèrent chaud, les autres froid, d'autres sucré, salé. Pour modifier sa saveur on peut recourir aux moyens les plus divers : addition de kirsch, de café, de cacao, de traces d'eau de laurier-cerise, de rhum.

Quelle que soit la quantité de lait ingérée, il est indispensable de le boire par petites gorgées, suffisamment espacées pour que la coagulation de chacune d'elles puisse se produire dans l'estomac avant l'ingestion de la suivante. On obtient ainsi la formation d'une série de petits caillots au lieu d'un seul caséum volumineux, aussi difficile à dissocier par le suc gastrique qu'à éliminer par le pylore.

De ce que le lait est pauvre relativement en hydrates de carbone, on peut songer à lui associer des aliments riches en amidon et en sucre ; on peut utiliser avec avantage le riz au lait bien toléré. L'association des œufs au lait sous forme de crème, d'entremets, est moins logique car elle exagère le caractère trop azoté de l'alimentation lactée.

En ayant recours à ces artifices, les malades arriveront à consommer en moyenne 1 à 2 litres de lait par jour en plus de leur ration d'entretien empruntée aux différents aliments que nous avons énumérés.

Donné de cette façon, et à la dose que nous venons d'indiquer, comme supplément au régime ordinaire, le lait a une action que les recherches de F. Wolff Tunnermann au sanatorium de Reiboldsgrun ont mise en lumière.

Sous son influence, le poids augmente pendant quelques jours, puis reste stationnaire et quand on cesse alors le lait, le malade perd ce qu'il a gagné, le fait se produit régulièrement et d'une façon indépendante de la quantité de lait donné et de la gravité de la tuberculose.

L'auteur en conclut que le régime lacté peut être utilisé d'une façon passagère chez les malades dont le poids diminue ou encore chez les tuberculeux qui n'augmentent pas de poids. Il attribue cette augmentation passagère sous l'influence du régime lacté à une sorte d'excitation des échanges cellulaires produite par cet aliment.

En augmentant la sécrétion urinaire le lait élimine une quantité considérable de toxines et il combat à merveille les intoxications d'origine intestinale, il possède en outre une force retardatrice sur la putréfaction des albuminoïdes et la formation des produits de décomposition dans l'intestin.

Les fromages.

Nous sommes amené à nous occuper des fromages ; ils sont constitués par le caséum qui se sépare du lait sous l'action de la présure. Si le lait a été préalablement écrémé, la caséum ne renferme que peu de graisse et le fromage est dit maigre ; si le lait est complet le fromage est gras.

C'est la maturation qui distingue les fromages faits ou fermentés des fromages non faits ou non fermentés et surtout des fromages frais qui se consomment presque aussitôt préparés. Cette maturation est l'œuvre de nombreux microbes qui ont fait l'objet de nombreux travaux de M. Duclaux.

La caséine est d'abord en partie peptonisée, puis les peptones elles-mêmes sont attaquées et on voit apparaître des produits de destruction plus avancée de la matière albuminoïde : leucéines, leucine, tyrosine, ammoniaques composées et même ammoniaque.

Une portion des corps gras est saponifiée, la glycérine et les acides gras qui proviennent de leur dédoublement, peuvent subir ultérieurement une destruction plus profonde de leur molécule. C'est sans doute aux acides gras volatils (butyrique, caprolyque, valérianique...) que l'on doit attribuer le goût « piquant » des fromages.

Que les fromages soient soumis ou non aux phénomènes de maturation, ils ont la même composition fondamentale qui permet de les apprécier en tant qu'aliments.

Les fromages gras renferment :

Matières albumineuses (caséine)...	26 0/0
Matières grasses (beurre).........	30
Hydrates de carbone (lactose).....	1,5

Les fromages demi-gras :

Matières albumineuses...........	24 0/0
Matières grasses.................	25
Hydrates de carbone.............	2

Les maigres :

Matières albumineuses...........	34 0/0
Matières grasses.................	10
Hydrates de carbone.............	3,5

Ils contiennent à peu près tous la même quantité de sels minéraux, 4 0/0. Au contraire le contenu en eau varie de 25 à 60 0/0 suivant qu'il s'agit de fromages faits ou de fromages frais.

Excellent aliment, en raison des matières albuminoïdes et des graisses qu'ils renferment, les fromages ne sauraient suffire à assurer l'alimentation par suite de leur faible quantité d'hydrates de carbone. Mais en les combinant avec les céréales (macaroni, nouilles), ils permettent de constituer une alimentation complète.

La digestibilité des fromages paraît très grande : ils possèdent même sur l'estomac une action excitante qui facilite la digestion des autres aliments. Beaucoup de personnes digèrent mal sans fromages. Peut-être les diastases microbiennes peuvent-elles, jusqu'à un certain point, suppléer les ferments digestifs insuffisants ; il est plus probable que l'excitation provoquée sur les glandes gastriques par les produits sapides et odorants joue le principal rôle dans l'amélioration de la digestion.

Il est toute une série de fromages, qu'il faut interdire aux tuberculeux qui souffrent tant soit peu des voies digestives, ce sont les fromages faits ou fermentés. Ces produits sont trop gras.

Au contraire les fromages non soumis à la maturation, mais surtout les fromages frais, fussent-ils gras, peuvent convenir dans certains cas.

A ce titre les fromages blancs, préparés avec du lait plus ou moins écrémé et mis en présure sont à conseiller. Payer donne pour l'un d'eux la composition :

Eau	69 gr.
Matières albuminoïdes...	15
Matières grasses.........	10
Hydrates de carbone....	6

On peut encore donner des fromages à la crème, des fromages en double, triple crème si connus sous les noms les plus divers, suisses, petits suisses.

La valeur nutritive du fromage doit donc lui donner une place dans l'alimentation, et son bas prix permet de compléter dans la classe pauvre une ration azotée insuffisante.

Képhir.

Il sera parfois commode pour certains malades qu'on ne sait comment alimenter, soit par suite d'une intolérance gastrique, soit par suite d'anorexie et de dégoût, de recourir au koumys et au képhir.

Le koumys très vanté en Russie se prépare au moyen du lait de jument ; il est peu connu en France.

Il n'en est pas de même du képhir. Il se prépare en mettant à une température de 18 à 20° du lait de vache en contact avec un ferment particulier, recueilli dans des fermentations antérieures et où l'on trouve d'une manière constante deux organismes, une levure et un bacille : Dispora Caucasi. On prépare industriellement le képhir, mais on peut le préparer ménagèrement en mettant dans le lait une poudre sèche renfermant les ferments spéciaux.

La composition du képhir est la suivante :

Caséine...........	2,50 °/₀
Matières grasses...	2,00
Lactose...........	3,80
Alcool.............	0,50 à 1,50
Acide lactique.....	1,0 à 1,50
Peptone...........	0,20

Le képhir contient donc moins de caséine, de beurre, de lactose que le lait car ces éléments ont servi aux micro-organismes pour vivre et évoluer en produisant des phénomènes de fermentation avec naissance d'alcool, d'acide lactique et carbonique et d'un peu de peptone.

Les modifications subies par la caséine rendent le képhir plus assimilable. Marry a montré que l'absorption en est plus complète. Par son acide lactique, son acide carbonique, il exerce une action stimulante sur les phénomènes digestifs dans l'estomac. L'excitation de la sécrétion est remarquable et tellement constante que d'après M. Hayem, quand il est impossible de l'obtenir, on est en droit de conclure à une atrophie totale des glandes gastriques. C'est essentiellement un modificateur des états hypochlorhydriques, et l'existence de la diarrhée est une indication de plus à son emploi.

De par ses propriétés, le képhir est donc indiqué chez les tuberculeux anorexiques et hypochlorhydriques. M. Hayem conseille de prendre le képhir en trois portions : la première entre les deux premiers déjeuners, la seconde entre le déjeuner et le dîner, la troisième, le soir. A partir de deux bouteilles, les malades doivent consommer une partie du képhir aux repas, une partie en dehors d'eux.

Donné de cette façon, le képhir est généralement toléré, S'il provoquait du dégoût, on devrait commencer par de faibles doses, l'additionner de sucre et d'eau de Seltz et la tolérance s'établirait.

Les œufs.

Les œufs constituent pour le tuberculeux un aliment très précieux, il ne semble pas qu'il ait pour eux la même répugnance que pour le lait et la viande, et contrairement à ce qui arrive pour ces dernières substances, ils ne connaissent pour ainsi dire aucune contre-indication.

L'œuf de poule pèse en moyenne de 45 à 70 grammes. La composition moyenne d'un œuf de 53 grammes est indiquée dans ce tableau :

	Coquille.	Blanc.	Jaune.	Total (sauf la coquille).
Eau...............	»	26,7	8,2	34,9
Albumine..........	0,25	4,0	2,6	6,6
Graisse, lécithine...	»	0,1	5,0	5,1
Sels...............	5,75	0,2	0,2	0,4
	6.00	31.0	16.0	47.0

Chaque œuf renferme en moyenne 6 gr. 5 d'albumine et 5 grammes de graisse. Le jaune est naturellement plus riche en substances fines que le blanc, il renferme la presque totalité des matières grasses. Le jaune d'œuf renferme une quantité notable de lécithine, d'après

Goble il renfermerait 8 % de son poids de lécithine, un peu de cholestérine.

Il ne semble pas qu'on puisse adresser aux œufs le reproche que nous faisions au lait, à savoir d'être pauvres en fer. Bunge a montré qu'il y a dans le jaune d'œuf une nucléine ferrugineuse encore incomplètement définie, il est vrai, en tant qu'individu chimique, à laquelle il a donné le nom d'hématogène. Elle renferme 0,29 0/0 de fer, richesse considérable. Bunge s'est efforcé de démontrer en outre que l'hématogène est absorbée par la voie digestive, et participerait à la production de l'hémoglobine.

La lécithine est une combinaison d'acide phosphoglycérique avec la névrine et les acides oléique et palmitique. Elle représente un aliment riche en phosphore. Un jaune d'œuf moyen renferme environ 0,35 d'acide phosphoglycérique à l'état de lécithine.

Les œufs ne sauraient constituer l'alimentation unique du tuberculeux. 15 œufs environ procureraient à l'adulte une ration normale d'albumine avec un excès de graisse; l'alimentation n'en serait pas moins insuffisante par suite du défaut des hydrates de carbone. On a dit à tort que les œufs constituent un aliment complet parce qu'ils suffisent au développement du poulet ; on a oublié qu'ils n'y suffisent qu'à la condition que les poulets soient couvés, c'est-à-dire reçoivent de l'extérieur la chaleur que ne peut leur fournir leur alimentation.

Il convient de réserver les œufs pour la ration de guérison des tuberculeux, ils sont pris avec plaisir, car on peut les faire admettre sous des formes très variées. Comme l'a dit Sabourin c'est un aliment à la portée des malades à toute heure de jour et de nuit, et sa préparation n'exige à peine que quelques minutes.

CHAPITRE VIII

Principes généraux du régime des tuberculeux

Nous en avons fini avec l'étude des différents aliments ; d'une façon rapide nous avons passé en revue les principaux. Nous avons étudié pour chacun d'eux leurs propriétés nutritives, leur digestibilité et le rang qu'ils devaient occuper dans le régime alimentaire. Partant de ces données, il nous serait facile de fixer un régime type qui renfermerait sous la forme la plus assimilable tous les aliments nécessaires pour fournir la ration d'entretien et de guérison. Mais en réalité cette prétention serait illusoire de vouloir indiquer à tous les tuberculeux le même régime ; alors que ce ne sont pas les malades qui doivent se plier au régime, mais au contraire le régime qui doit les suivre suivant les modalités de leur affection et les complications qui se manifestent.

Ainsi que le dit Pégurier, la réglementation systématique de la composition des repas, des heures des repas, des intervalles des repas nécessaires aux digestions plus lentes ou plus rapides suivant les cas, est pratiquement irréalisable.

Mais de ce que l'on ne saurait fixer un régime uniforme, il ne s'ensuit pas qu'il ne puisse y avoir des règles dans lesquelles doive se mouvoir le régime.

Un certain nombre de règles générales sont souvent applicables dans la majorité des cas, parce que les tuberculeux sont soumis à un certain nombre de conditions physiologiques communes.

I. *Quelles sont ces règles ?*

Nous avons vu qu'au début de la cure alimentaire, le tuberculeux se trouve dans des conditions d'alimentation insuffisante. Il *convient donc tout d'abord de lui donner une alimentation qui se rapproche autant que possible de la formule connue de la ration d'entretien.* Mais ce desideratum dont l'importance s'impose, n'est pas toujours d'une réalisation facile. On se trouve quelquefois en présence de conditions pathologiques qui rendent presque impossible l'exécution et l'utilisation de la ration normale d'entretien.

Tantôt, cela tient au manque d'appétit, ou même au dégoût manifesté par les malades pour l'alimentation ; chez d'autres, cela peut tenir à ce que les modifications gastriques rendent précaire la digestion d'un certain ordre de substances.

Il faut donc ramener tout d'abord la nutrition à son taux normal. Au tuberculeux anorexique, il ne suffit pas de dire : « mangez tout de même, l'appétit vient en mangeant », ce n'est pas toujours vrai, il s'en faut. Il convient d'exciter son appétit en ayant recours aux différents mets qui lui plaisent le plus, et c'est peu à peu qu'on ajoutera à son alimentation et sans vouloir aller trop vite. Les viandes finement divisées, en particulier la pulpe de viande crue, les œufs, les purées, les farines seront les aliments de choix.

Le lait, le képhir, rendront parfois les plus grands services.

Le médecin s'ingéniera à modifier jour par jour le menu, il entrera dans le détail des préparations culinaires, et en agissant ainsi, il rendra les plus grands services à son malade.

Et ce premier pas fait, lorsque ces malades qui depuis longtemps refusaient une nourriture suffisante, prendront plaisir aux repas, lorsque leurs forces reviendront et avec elles, l'espoir de guérir, alors seulement le médecin pourra songer à réaliser si possible une provision de réserves dans l'organisme pour parer aux mauvais jours. Mais il faut se rappeler ce que nous avons déjà dit de la fixation de l'albumine. Si du fait de son état d'inanition incomplète, le tuberculeux se trouve dans des conditions favorables à la régénération des tissus par fixation de l'albumine, ce dernier phénomène n'est pas un fait purement mécanique mais dépend de l'activité des cellules existantes.

Si donc celles-ci ont été ou sont encore profondément impressionnées par la toxine tuberculeuse, on peut assister à ce phénomène trompeur et déconcertant d'un sujet suralimenté, supportant la suralimentation, engraissant, mais cependant ne faisant pas de gain en azote, pouvant même se trouver en déficit azoté (Grancher) (1).

(1) *Traité de médecine,*, Brouardel et Gilbert, t. VIII.

II. *Il faut éviter la surcharge du tube digestif.*

S'il faut nourrir suffisamment les tuberculeux, qui souvent n'ont que trop tendance à restreindre leur alimentation, il ne faut pas cependant tomber dans l'excès contraire et leur faire ingérer une masse de substances alimentaires, trop supérieure à la quantité qu'ils peuvent utiliser.

Cette surcharge alimentaire favoriserait le relâchement et l'ataxie de l'estomac qui menace tous les tuberculeux dyspeptiques. Les sucs digestifs pénètrent difficilement une masse alimentaire considérable. Les produits qui y prennent naissance entretiennent une irritation exagérée et trop prolongée de la muqueuse stomacale.

Il sera facile de remédier à cette surcharge en utilisant les aliments les plus riches en principes nutritifs ; et d'après ce que nous avons dit, la viande, les œufs, les poissons, le lait, les légumes féculents sont tout indiqués. Pour faciliter leur digestibilité on pourra les diviser d'une façon très complète : on éliminera les sauces grasses qui retardent la digestion, et on recommandera surtout les viandes crues, grillées, rôties.

III. *On évitera les irritations inutiles.*

Il faut éviter au tube digestif et surtout à l'estomac les irritations inutiles, et modérer autant que possible celles qui peuvent être nuisibles. Ces irritations peuvent être d'ordre chimique ou d'ordre mécanique.

1° L'alcool, le vin rouge, qui est à la fois assez riche en alcool et en acide sont fortement irritants. Ils peuvent causer des sensations douloureuses. Il convient de les éliminer de l'alimentation des tuberculeux et leur recommander de boire de l'eau pure.

Il importe de même de signaler la fréquence des troubles gastriques dus à des médications diverses : créosote, tannin...

M. Hayem a fait remarquer que la dyspepsie des chlorotiques et des tuberculeux tient le plus souvent à l'abus des médicaments ; et sous ce rapport, il est bon de signaler les effets nuisibles des vins de quinquina.

2° *Irritations d'ordre mécanique.* — Pour réduire au minimum, les irritations d'ordre mécanique, il importe que les aliments soient dépourvus de leur gangue animale, comme le tissu conjonctif, les aponévroses, les vaisseaux, les tendons ; nous avons vu la meilleure préparation de viande qui consiste à la donner à l'état de pulpe. De même les végétaux doivent être débarrassés de leur gangue, la cellulose.

C'est pour cette raison que les légumes verts devront être peu employés, et très finement hachés (épinards) et que les purées de légumes sont mieux tolérées que les légumes préparés tels quels.

L'usage des condiments doit être sinon interdit tout au moins très limité ; il faut rejeter toutes les sauces fortement épicées, additionnées de poivre, de clous de girofle, de cornichons, etc.

La cuisine du tuberculeux comme celle du dyspeptique doit être fort simple : le sel en quantité modérée devrait être le seul assaisonnement employé.

IV. *Réduire au minimum l'auto-intoxication d'origine gastro-intestinale.*

Le régime lacté constitue l'alimentation la plus propre à combattre et à diminuer les auto-intoxications ; le lait de bonne qualité n'apporte lui-même aucune toxine, aucun produit de putréfaction, il ne laisse aussi qu'un résidu peu considérable, enfin il provoque une polyurie qui aide beaucoup à l'élimination des poisons.

Mais nous avons déjà montré que si le lait était indiqué dans certains cas, et devait entrer dans l'alimentation pour fournir surtout la ration d'épargne, il ne pouvait constituer l'aliment unique du tuberculeux, et qu'il était nécessaire de faire appel à d'autres substances. C'est aussi un aliment pour lequel la répugnance vient vite lorsqu'il est consommé journellement.

Nous avons également montré dans un précédent chapitre les dangers de l'alimentation carnée excessive, par suite des produits de désassimilation auxquels donne lieu la viande. Mais on ne saurait trop insister sur ce point, alors que l'on tend à gaver les tuberculeux de viande crue.

Le professeur Landouzy a souligné avec raison les inconvénients les plus graves de la viande crue et de ses dérivés. Ces inconvénients sont précisément les accidents toxi-alimentaires qui ont fait dire à M. Landouzy que la suralimentation carnée était en réalité de la surintoxication.

Des expériences récentes entreprises par M. Dufour (1) (de Vichy) sur une série de chiens, le conduisent à conclure que le régime carné exclusif ou surabondant produit de la congestion des reins et du foie et augmente notablement la somme des déchets qui circulent dans les tissus.

Un sujet soumis à l'alimentation exclusive et surabondante par la viande est en imminence d'auto-intoxication. Cela explique, dit-il, les accidents dus au régime carné et à la suralimentation qui ont été observés chez les tuberculeux et dont M. Patoir de Lille, faisait connaître dernièrement deux cas très démonstratifs dans l'*Echo Médical du Nord*.

Nous savons combien est fréquente l'évolution de la tuberculose chez les alcooliques. Or chez ces derniers, les reins et le foie ont déjà été lésés par l'alcool, et on comprend facilement qu'une alimentation carnée abondante, provoque plus facilement chez eux que chez d'autres dont les fonctions d'élimination sont conservées d'une façon à près normale, des phénomènes d'auto-intoxication, conséquence d'une insuffisance rénale ou hépatique.

Ainsi bien alimenter le tuberculeux, ne signifie pas le gorger de nourriture à tort et à travers, mais au con-

(1) Dufour, Communication au Congrès de Toulouse, avril 1902.
(2) Patoir, *Echo Médical du Nord*, février 1902.

traire chercher à obtenir le maximum d'effet nutritif en limitant au minimum la fatigue des voies digestives.

En fait, il n'est nullement nécessaire d'alimenter à l'excès les tuberculeux. Nous savons que l'engraissement obtenu par cette méthode est factice et qu'il suffit d'une circonstance, simple indigestion, diarrhée, pour faire tomber le poids des malades soumis à la suralimentation. Et il faudrait d'autre part savoir si les aliments introduits en excès sont réellement absorbés, ou au contraire n'encombrent pas de leurs déchets l'organisme et ne créent une imminence morbide dont les effets nocifs ne se surajoutent à ceux de l'infection tuberculeuse.

CHAPITRE IX

Le Régime alimentaire et la Réparation phosphorée

Jusqu'à présent nous nous sommes surtout occupé de préciser les quantités d'albumines, de graisses, d'hydrates de carbone que pouvaient renfermer les aliments, et nous n'avons nullement insisté sur leur teneur en sels minéraux, et notamment en acide phosphorique. Il semble cependant que la question soit d'importance et mérite de retenir quelque peu l'attention.

La présence de substances minérales dans les tissus et les liquides de l'organisme et dans les divers aliments végétaux et animaux est un fait que l'on a constaté de bonne heure ; mais la nécessité très générale d'une alimentation minérale régulière n'a été comprise qu'à une époque très rapprochée de nous. Liebig avait bien reconnu l'importance de ce problème et dès 1851 dans ses Lettres sur la chimie il insistait avec force sur le rôle important que jouent probablement les aliments minéraux : il allait même jusqu'à proclamer qu'en l'absence des matériaux salins, la digestion des aliments organiques serait impossible. Toutefois la démonstration expérimentale du rôle des sels minéraux chez l'adulte, n'a été fournie qu'à une époque relativement récente, puisque les classiques expériences de Forster sur l'inanition minérale faites à Munich, ne remontent qu'à 1869. Ces expériences ont consisté à nourrir des chiens adultes avec des résidus de viande provenant de la préparation de l'extrait de viande de Liebig et ne contenant plus que 0,8 de cendres pour 100 grammes de substance sèche. Ces résidus étaient additionnés de graisse, de sucre, d'amidon. Après 26 à 36 jours, les chiens soumis à ce régime de l'inanition minérale, après avoir présenté des accidents nerveux très grands, étaient mourants, tandis que l'inanition complète ne tue en général ces animaux qu'au bout de 40 à 60 jours. Des pigeons soumis au même régime se comportèrent de même. L'assimilation s'opérait comme à l'ordinaire et cependant les animaux s'affaiblissaient de jour en jour et devenaient indifférents à tout ce qui les entourait. Ces exemples démontrent donc qu'il n'est pas juste, dans toutes les questions de nutrition de ne tenir compte que des corps azotés, des féculents et des graisses et de traiter les sels minéraux en quantité négligeable. Ces expériences nous permettent toutefois de conclure seulement à la nécessité d'un apport constant d'aliments minéraux, mais elles ne nous apprennent rien sur la quantité, ni sur la nature des sels qu'exige le besoin de la vie.

Dans une série d'expériences entreprises par MM. Chanin (1) et Guillimonat pour étudier l'action des matières

(1) V° Congrès de méd. Interne, Lille, 1899.

minérales sur les variations de la résistance aux maladies et les modifications de l'économie, ces auteurs ont vu que les animaux minéralisés ont les poils plus lisses, les mouvements plus agiles ; leur urine est plus abondante, un quart, un tiers en plus ; l'urée par litre est plus élevée, le rapport de l'azote de cette urée à l'azote total oscille autour de 0,93, il ne dépasse guère 0,88 ou 0,89 chez les animaux ayant reçu des acides organiques.

De plus, dans le sérum des lapins modifiés par les substances minérales, les microbes pullulent moins vite, sécrètent à un moment donné moins de pigment, les cultures n'ont pas des aspects identiques, leur virulence est moins marquée. L'introduction de sels minéraux rend les mutations nutritives plus parfaites, les humeurs plus actives.

De ce que nous venons de dire, nous pouvons donc conclure à l'importance des sels minéraux dans la nutrition. D'autre part nous avons vu que la tuberculose est la maladie la plus déminéralisante. Nous avons vu notamment les pertes énormes en phosphore que fait le tuberculeux. Et pour restreindre notre étude, nous chercherons si les aliments introduits dans l'organisme, permettent de combler ces pertes en acide phosphorique que nous avons notées.

M. Jolly dans un livre très remarquable (1) a réuni tous les faits et toutes les théories capables de préciser le rôle des phosphates dans l'organisme et ses nombreuses analyses l'ont amené à reconnaitre que suivant les bases

(1) *Les phosphates*, leurs fonctions dans les êtres vivants, 1887.

auxquelles il s'associe, l'acide phosphorique est plus ou moins utile à la formation de certains organes. Les bases auxquelles il est combiné dans les cellules vivantes, sont toujours les mêmes : la chaux, la magnésie, la potasse, la soude, l'oxyde de fer et probablement l'oxyde de manganèse. Les phosphates en résultant se retrouvent toujours dans tous les organes, mais en proportions différentes.

Le phosphate de fer domine dans le sang ;

Le phosphate de soude domine dans le plasma ;

Le phosphate de potasse dans le système nerveux ;

Le phospate de magnésie dans le tissu musculaire ;

Le phosphate de chaux dans les os.

De cette énumération on peut dire que le phosphore est un élément indispensable à la vie des tissus. « Elé-« ment excitateur, spécifique et activant la formation « des noyaux, et par ce moyen, la reproduction et la « formation des éléments cellulaires, le phosphore, a dit « M. Gautier, conserve indirectement la jeunesse des « tissus. Ils leur transfère, grâce à ce mécanisme, ce que « l'on peut appeler la résistance vitale, c'est-à-dire l'apti-« tude à vivre et à se reproduire normalement, malgré « les causes incessantes de destructions physiques, chi-« miques et pathogéniques. »

M. Jolly estime, d'après ses analyses, que les pertes journalières de l'homme moyen sont de 2 à 3 grammes d'acide phosphorique par les urines et 1 gr. 50 par les fèces.

Nous avons vu d'autre part que l'élimination des phosphates était augmentée chez les tuberculeux et que la quantité d'acide phosphorique, d'après Tessier, pouvait varier de 5 à 8 grammes. Il y a, par suite, nécessité à combler ces pertes.

Quelle est donc la teneur en acide phosphorique des différents aliments?

Nous empruntons ce tableau au livre de M. Jolly :

	Pour 100 grammes de matière naturelle telle qu'elle est employée en cuisine		Rapport de l'acide phosphorique à l'azote
	Acide phosphorique	Azote	
Bœuf, 1re qualité..........	0,108	0,990	1 : 9,16
— 2e — (cuisse)...	0,134	1,130	8,43
Cervelle..................	0,494	1,210	2,45
Veau (cuisse)..............	0,211	1,650	7,82
— (cervelle)............	8,134	0,330	2,46
Mouton..................	0,467	3,910	8,35
Porc.....................	0,341	3,870	11,34
Œufs de poule............	0.102	0,240	2,35
Huîtres..................	0.706	4,350	6,10
Romsteack (1)............	0,467	4,953	10,60
Filet de bœuf rôti..........	0,551	4,221	7,66
Riz......................	0,108	0,990	1 : 9,16
Farine d'avoine............	0,134	1,130	8,43
Pommes de terre...........	8,134	0,330	2,46
Pois cassés................	0,468	3,910	8,35
Lentilles sèches............	0,341	3,870	11,34
Haricots secs..............	0,421	3,920	9,31
Fèves de marais sèches......	0,706	4,350	6,16
Choux....................	0,260	0,280	1,08
Choux (feuilles vertes).......	0,235	0,700	3,11
Navets...................	0,102	0,240	2,35

(1) D'après Joulie, *Urologie pratique*, p. 88.

M. Joulie lui-même a passé en revue un certain nombre de végétaux au point de vue de leur teneur en acide phosphorique. Nous empruntons aux tableaux qu'il donne les chiffres suivants :

	Pour 100 de matière (1) Normale		Séchée à 100		Rapport de l'acide phosphor. à l'azote
	Acide phosphorique	Azote	Acide phosphorique	Azote	
Farine blé..........	0,251	1,580	0,299	1,802	6,29
Pain gruau.........	0,268	1,340	0,324	1.996	6,15
Pain complet.......	0,577	1,388	0,913	2,197	2,40
Fèves de marais.....	1,153	3,763	1,519	4,954	3,26
Haricots blancs......	0,691	4,463	0,789	5,095	6,45
— chevrier....	0,331	3,373	0,398	4,059	10,19
Farines : pois secs...	1,229	4.262	1.373	4,761	3,26
Lentilles...	0,955	4,560	1,072	5,121	4,78
Haricots r..	1,015	4,140	1,111	4,533	4,08
— blancs	1,036	4,262	1,141	4,670	4,09
Légumes frais					
Haricots verts épluchés..............	0,100	0,356	1,319	4,687	3,56
Pommes de terre nouvelles.............	0,153	0,351	0,794	1,813	2,29
Carottes rouges......	0,073	0,129	0,788	1,382	1,76
Asperges Nemours..	0,077	0,207	1,551	4,150	2,67
Riz cuit............	0,061	0,211	0,292	1,583	5,42
Fruits frais					
Pulpe de cerises.....	0,037	0,196	0,698	2,838	4,10
Pâtes...............	0,035	0,113	0,498	1,588	3,22
Raisins chasselas....	0,380	1,390	3,670	13,100	3,56

(1) Joulie, *op. cit.*, p. 91-92.

Dans les urines normales, le rapport de l'acide phosphorique à l'azote de l'urée est de :

1 à 4,2, d'après les chiffres de Gautrelet ;

1 à 3,73 d'après Yvon ;

1 à 4,65 suivant Tanret.

Et par rapport à l'azote total, l'acide phosphorique est :

Comme 1 est à 4,50 d'après Gautrelet ;

Comme 1 est à 5 suivant Sulzer ;

Comme 1 est à 5,55 suivant M. A. Robin ;

Comme 1 est à 6,85 d'après Moreigne.

On peut donc admettre avec Joulie, que pour opérer une restitution parfaite de l'acide phosphorique normalement éliminé par les urines, le rapport de l'acide phosphorique à l'azote doive être au moins de 1/8. Il serait même préférable qu'il fût de 1/5.

Suivant les analyses d'aliments que nous avons données d'après M. Jolly, ce rapport varie entre 1/2,46 pour les cervelles de veau et 1/8,63, pour la viande de bœuf. Le régime carné, riche en azote, est donc pauvre en acide phosphorique, d'une façon générale. Dans les aliments végétaux, au contraire, le rapport de l'acide phosphorique à l'azote descend rarement au 1/10 mais s'élève souvent au 1/5 ou 1/4 et même au 1/2. Il est donc évident que le régime végétarien est au contraire riche en azote.

Pour un homme normal, on conçoit que le régime mixte, pain, viandes, légumes, puisse donner des rations suffisantes en acide phosphorique suivant le choix et la quantité des aliments consommés. Toutefois s'il était possible d'augmenter la ration des phosphates des aliments, on assurerait mieux la conservation des forces. Mais ce choix ne peut être laissé au hasard quand il s'agit des tuberculeux.

Nous sommes donc conduits à nous demander si les différents aliments répondent à cette condition : fournir une ration suffisante en acide phosphorique.

La viande. — D'après les analyses de M. Jolly, nous avons vu que la viande désossée de première qualité ne renferme que 0,235 d'acide phosphorique pour 100. Un régime carné même abondant est donc nettement déficitaire au point de vue de l'acide phosphorique.

A ce propos, il convient de signaler le danger de l'alimentation carnée abusive des habitants des villes. La quantité de viande absorbée est presque toujours beaucoup au-dessus des besoins de l'économie comme provision d'azote. Par contre, elle est pauvre en phosphate. Donc, double danger. Si du fait de cette alimentation insuffisante en phosphates, nous rapprochons cette considération que la vie incessante que nous menons, le surmenage que nous nous imposons use en quantité plus considérable les phosphates de l'organisme, on comprend facilement, étant donné le rôle des phosphates, que nous soyons une proie facile à la morbidité et que nous payions un tribut si redoutable à la tuberculose. Pendant le travail cérébral, il se dépense une quantité d'acide phosphorique double de celle fournie pendant l'activité musculaire (Bejosson).

Ainsi que le fait remarquer Jolly, il est certain que quand la provision de phosphates est insuffisante, les fonctions créatrices ne sont pas arrêtées : les éléments anatomiques se réparent quand même, de nouvelles cellules peuvent se former, mais avec une charpente imparfaite qu'elles n'ont pas les moyens de compléter puisque les matériaux font défaut. Elles ne peuvent pas offrir les qualités physiques de résistance, il en résulte nécessairement un affaiblissement et par conséquent un abaissement de la vitalité,

Le lait. — Le lait est très riche en phosphates ; il renferme en moyenne 2 grammes d'acide phosphorique. Tandis que la ration de Payen (en viande et pain) ne donne que 2 gr.75 d'acide phosphorique, les quatre litres de lait du régime lacté en apportent huit grammes. Il est donc facile de comprendre que le régime lacté soit essentiellement réparateur pour les malades affaiblis par une alimentation pauvre en phosphates et plus ou moins prolongée.

Mais nous avons vu l'impossibilité où nous étions de soumettre les tuberculeux au régime lacté exclusif, la difficulté qu'il y aurait à le faire tolérer en pareille quantité. Enfin les bons effets du lait sont lents à se produire notamment en ce qui concerne le relèvement de l'acidité générale. Certes à supposer que le malade ne puisse prendre qu'un litre de bon lait, l'acide phosphorique introduit par ce moyen ne serait pas à dédaigner. Mais il reste encore en déficit. Les farines, les féculents ne contiennent que de faibles quantités d'acide phosphorique.

Nous adresserons nous au régime végétal, aux épinards, aux haricots verts, à la laitue dont nous avons déjà noté les quantités respectives d'acide phosphorique? Mais on nous reprochera de surcharger l'estomac du tuberculeux, de rendre ses digestions difficiles, et par cela même de négliger l'alimentation azotée dont il a un égal besoin. Ici nous sommes dans un cercle vicieux : ou bien azoter le malade et par suite rester en déficit pour l'acide phosphorique ou bien au contraire le phosphatiser et être en déficit d'azote, et risquer de compromettre par une surcharge alimentaire les bons effets du traitement.

Pour sortir de la difficulté, nous sommes donc obligé de faire appel à l'arsenal thérapeutique, en lui demandant de nous fournir sous une forme facilement assimilable l'acide phosphorique dont nous avons besoin pour phosphatiser le tuberculeux.

Et cette adjuvance thérapeutique à laquelle nous faisons appel nous paraît très rationnelle. A une action hypothétique contre le bacille, dont s'inspirent les antiseptiques, nous substituons une action, basée sur des notions réelles : le tuberculeux est déphosphatisé, il faut le phosphatiser.

Sous quelle forme donnera-t-on l'acide phosphorique indispensable à l'organisme pour mettre en charge dynamique ses leucocytes ?

Nous ne voulons pas le préjuger. Nous voulons seulement établir que le régime alimentaire, quelle que soit son abondance, est insuffisant sous ce rapport, et d'autant plus insuffisant que le malade s'alimente moins.

S'adressera-t-on aux combinaisons chimiques ou aux combinaisons organiques de l'acide phosphorique ; nous n'avons nullement l'intention de répondre à la question car nous sortirions du sujet que nous nous sommes tracé :

à savoir le régime alimentaire du tuberculeux. Toutefois nombre d'expériences de physiologie nous conduisent à admettre que les matières minérales sont d'autant mieux assimilées qu'elles sont offertes en combinaisons avec des matières organiques.

C'est donc aux combinaisons organiques que nous aurons recours de préférence.

Ce sera notre conclusion.

Nous avons vu dans ses grandes lignes, le régime alimentaire des tuberculeux. Nous avons montré la nécessité d'une alimentation azotée, tout en insistant sur ses dangers.

Pour les graisses et les hydrates de carbone, nous avons exposé de quelle utilité elles peuvent être pour permettre à l'organisme de fixer de l'albumine et de faire face à son besoin de calories. Aurons-nous réussi à montrer que le régime alimentaire est insuffisant à combler le déficit en acide phosphorique, nous l'espérons.

CONCLUSIONS

1° Le traitement diététo-hygiénique des tuberculeux comprend trois indications fondamentales : mettre le malade au repos, lui faire respirer un air pur, le bien alimenter.

2° Le bilan nutritif du tuberculeux est celui d'un sujet soumis à des pertes en azote plus élevées que l'homme sain. Il élimine également une quantité notable d'acide phosphorique.

3° Il faut donc azoter le tuberculeux. Mais en fait la fixation de l'albumine ne dépend pas uniquement de l'ingestion des protéiques ; il est nécessaire de faire appel à des aliments d'épargne de celle-ci, tels que les hydrates de carbone et la graisse, et considérer que la fixation de l'albumine dans l'organisme, l'engraissement azoté relève surtout de l'activité des cellules.

De plus la suralimentation carnée devient vite une cause d'intoxication.

4° Les graisses et les hydrates de carbone sont nécessaires pour faire face au besoin de calories que les aliments azotés ne peuvent couvrir que pour une faible partie.

5° Le régime alimentaire du tuberculeux doit être basé sur l'observation individuelle du malade et varier suivant les indications fournies.

6° Les aliments introduisent-ils dans l'organisme une quantité d'acide phosphorique égale ou supérieure à celle éliminée par les urines ? D'après les analyses que nous donnons des principaux aliments, il semble bien que la quantité apportée par eux soit insuffisante. Nous sommes donc obligé d'ordonnancer des préparations phosphorées, pour fournir à l'organisme l'acide phosphorique qui lui est nécessaire.

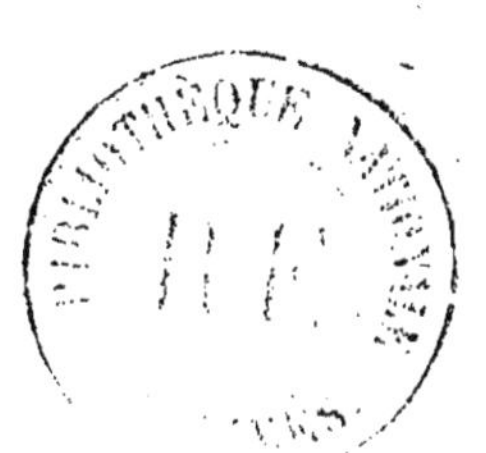

BIBLIOGRAPHIE

ARNOULD. — Nouveaux éléments d'hygiène.

AUDIGANNE. — Rech. urologiq. dans la tub. *Th.* Paris, 1898.

ARTHAUD. — Etudes sur la tub., *Progr. méd.* 1898.

ARTHUS. — Eléments de physiologie.

BOUCHARD et BRISSAUD. — *Traité de méd.*, t. VII, Art. Tub.

BARTH. — Traitement de la tub.

BENNETT. — Rech. sur le trait. de la tub.

BEAULAVON. — Traitement de la tub. dans les sanatoria, *Th.* Paris, 1896.

BRUNON. — *Revue de Médecine*, 10 juillet 1900.

BOUREAU. — Terrain tuberculeux. Terrain arthritique. 1900.

BOUILLET. — Trait. de la tub. pulm., 1897.

BOUVERET. — Traitement des maladies de l'estomac.

CORNET. — Applicat. diététique dans les mal. des voies digestives, 1900.

CLAUDE. — La lécithine dans la tub. pulm., *Presse méd.*, 1901.

CHUQUET. — Hygiène des tub.

COSSET. — Tuberculeux curables, *th.* Paris, 1900.

CHANCEREL. — Influence des végétaux sur la tub., *th.* Paris, 1895-96.

DAREMBERG. — Traitement de la phtisie pulmonaire, Paris.
DEBOVE. — Leçons sur la phtisie.
DESTREZ. — Du trait. hygiénique de la phtisie, *th.* Paris, 1888.
DURANTE. — Trait. aliment. *Riforma med.* 1897.
DETTWEILLER. — Traitement hygiénique de la tub., Paris, 1888.
DUJARDIN-BEAUMETZ. — Clinique thérap., tomes I-II.
EWALD. — *Klin der Verdauungs Krankheiten,* 1885.
EINHORN. — Beurre pour phtisiques, *New-York med.,* 1895.
FIQUET. — Dérivés protéiques des albuminoïdes, 1897.
FONSAGRIVES. — Hygiène alimentaire, 1881.
— Traitement de la tub. pulm., 1876.
FRAENKEL. — Maladies de l'estomac, 1900.
GAUBE. — La minéralogie biologique, *Pr. méd.*, 1896.
— Sol. des tuberculeux, *Bull. de Thérap.,* 1896, c. XXX.
— Traitement de la tub. pulmonaire, *Méd. moderne*, 1894.
— *Archives générales de médecine*, 1894.
GRANCHER. — *Bull. méd.*, alimentation des tub., 1895-96-97.
— Art. tub. *Traité de méd.*, Brouardel, Gilbert.
— De l'alimentation des tub., *Revue d'hygiène thérapeutique*, 1897.
Germain SÉE. — Formulaire alimentaire.
GAUTIER. — Chimie biologique.
GUIMBAIL. — Traitement rationnel de la tub. pulmon. Thérap nouvelle, 1896.
GRANCHER. — Maladies de l'appareil respiratoire, Paris, 1890.
GRANCHER et HUTINEL. — Art. Phtisie du *Dict. encyclop.*, t. XIV, 2e série.
GAILLABARDIER. -- Trait. aliment. de la phtisie, Art. méd. 1897, *Poitou méd.*, 1897.
GAUTIER. — *Bull Acad. méd.*, 1900.

GUETSCHEL. — La guérison de la tub. Sa possibilité. Ses facteurs. *Th.* Lyon, 1901-1902.

HANOT. — Art. phtisie, du Dict., Jaccoud.

HÉRARD-CORNIL-HANOT. — La phtisie pulmonaire, 1864.

HARRIS. — Dyspepsie des phtisiques, *Lancet*, nov. 1893.

HAMARD. — Essai sur la viande et les conserves de viande, *th.* Paris, 1901 1902.

JOULIE. — Urologie pratique.

JACCOUD. — Curabilité et traitement de la tub. pulmon., 1881.

JOLLY. — Les phosphates, leurs formations dans les êtres vivants. 1887.

KNOPFF. — Les sanatoria, *Th.*, 1895.

LANDOUZY. — *Revue de médecine*, 10 juin 1899. (Terrains propices à la tub.), *Passim.*

LEUDET. — Traité de la tub. pulmonaire, *France médicale*, 1896.

LYON. — Traité de thérapeutique.

LE BRIGANT. — Essai sur la tub. pul. dans ses rapports avec l'alimentation. *Th.*, Paris.

LEMOINE. — Les phtisiques gras, *Sem. médicale*, 28 mars 1900.

LETULLE. — *Pr. médicale*, 7 juin 1896, 16 juin 1900, *Passim.*

LAUMONIER. — Hygiène de l'alimentation, hygiène de la cuisine, 1894.

LINOSSIER. — Hygiène des dyspeptiques.

LEFRANÇOIS. — Méthodes thérapeutiques dans la tub. *Th.*, Paris, 1895-1896.

LECLERC. — Prophylaxie et traitement de la tub. *Th.*, Paris, 1895-1896.

LAMBLING. — Traité de pathologie de Bouchard, t. III.

MATHIEU. — Régime alimentaire.

MARFAN. — Troubles et lésions gastriques de la tub. *Th.* Paris, 1887.

MASSON. — Alimentation des tub. *Th.* Paris, 1878.

MAYS. — La graisse dans la tub. pul. *Philadelphia polycl.*

DE MOOR. — Trait. diététique de la tub. pul. *Belg. médicale.*

MUSELIER. — Trait. général des tub. *Bull. de Thérap.*, 1896.

MERKLEN. — Hygiène des tub., 1895.

MAURANGE. — Trait. de la tub. pul. *Gaz. hebd. méd.* 1897.

MUNK et EWALD. — Traité de diététique. Trad. franç., 1897.

PETER. — Cliniques médicales, t. II.

PIDOUX. — Etudes sur la phtisie, 1874.

PLICQUE. — Régime aliment. et tub. *Pr. méd.* 1895.

— Suralimentat. des tub. *Journal des Praticiens.*

PALLE. — Alimentat. des tub. *Th.* Paris, 1897.

PETIT LÉON. — Le phtisique et son trait. hygiénique, 1895.

POTAIN. — Acc. gastriques des tub. *Sem. méd.*, 1898, septembre.

— Acc intestinaux des tub. *Sem. méd.*, oct. 1893.

PLICQUE. — Huile de foie de morue, *Pr. méd.* 1901.

PORTER. — Trait. diététique de la tub. *Amer. med. surg. bull.* 1896.

PÉGURIER. — Trait rat. de la tub. pul.

PUJADE. — La cure pratique de la tub.

A. ROBIN. — Urologie des tub. *Arch. gén. de méd.*, 1895-1896.

RICHET et LAPIQUE. — Dict. de Physiol., t. I. Aliments.

RICHET. — Zomothérapie. Soc. de Biol. Acad. de méd., 1900.

A. ROBIN. — Communicat. Congrès de Londres, 1901, 26 juillet.

A. ROBIN. — Communicat. à l'Acad. de méd., 19 mars 1901.

ROMME. — Extraits de viande. Peptones. *Pr. méd.*, 1897.

SABOURIN. — Trait. rat. de la phtisie, 1895.

SÉE (G.). — De la phtisie bacillaire, 1875.

— Le régime aliment., 1887.

— Les dyspepsies gastro-intestinales, 1883.

TROISIER. — Trait. de la tub. pul. in Traité de Thérap. de A. Robin.

IMPRIMERIE F. DEVERDUN, BUZANÇAIS (INDRE).

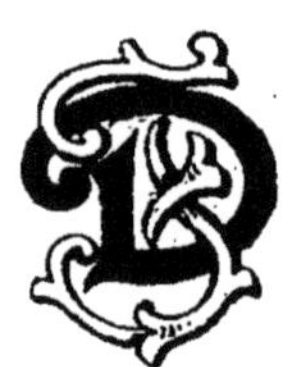

BUZANÇAIS (INDRE), IMPRIMERIE F. DEVERDUN.

www.ingramcontent.com/pod-product-compliance
Ingram Content Group UK Ltd.
Pitfield, Milton Keynes, MK11 3LW, UK
UKHW022113260726
13993UKWH00001B/483

9 782329 141114